Dr. Shivani Saran
Dr. Akash Raj Sharma

O Papel da Fonética na Reabilitação Protética.

Dr. Shivani Saran
Dr. Akash Raj Sharma

O Papel da Fonética na Reabilitação Protética.

ScienciaScripts

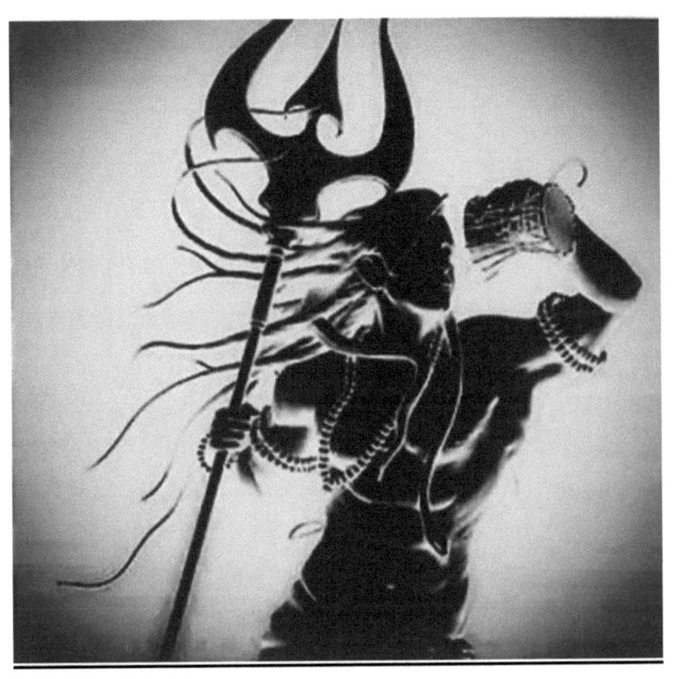

Dedicado
para
Deus Todo-Poderoso
&
Os Meus Amados Pais

Conteúdos

RECONHECIMENTO

Antes de mais, gostaria de agradecer a "MAHADEV", o Todo-Poderoso, por ter tornado tudo possível, dando-me força e coragem para fazer trabalho.

A parte de leão da minha sincera gratidão devo aos meus mentores e ao respeitável guia **Dr. Narendra Kumar,** (Professor & Chefe) & Dr. Vikram **Kapoor,** (Professor) Departamento de Prostodontia e Coroa e Ponte, IDST, Modinagar, Uttar Pradesh, que sempre me apoiou durante todo o meu trabalho - encorajando, apoiando, ajudando, sugerindo e, o mais importante, exigindo e exigindo excelência. A sua fome insaciável por trabalho de qualidade manteve-me sempre atento e inspira-me a produzir algo à altura das suas expectativas para mim.

Estou também extremamente grato e grato aos meus co-guias **Dr. Rajiv Kr. Gupta** (Professor) e **Dr. Pallavi Sirana** (Leitor), Departamento de Prostodontia e Coroa e Ponte, IDST, Modinagar, Uttar Pradesh, pela sua valiosa orientação ao longo deste projecto. As suas ideias, pensamentos e paciência desempenharam um grande papel na conclusão deste livro.

É meu privilégio expressar os meus sinceros agradecimentos a Padmashree **Dr. L.K. Gandhi,** (Presidente), Instituto de Estudos e Tecnologias Dentárias, Modinagar.

Por último, mas não menos importante, aproveito esta oportunidade para expressar a minha sincera gratidão à **minha família - os meus queridos pais,** pelo seu amor incondicional, orações, cuidados e sacrifícios para me educar e preparar para o meu futuro. Sem o vosso apoio, nada teria sido possível. Obrigado por serem sempre os meus maiores pilares de apoio.

Dr. SHIVANI SARAN

INTRODUÇÃO

O discurso tem demonstrado ser parte integrante do desenho da dentadura e o seu valor não deve ser negligenciado.

Hoje, o homem é julgado não só pelo que diz, mas igualmente pela forma como o diz. [1] O discurso é uma actividade motora única, complexa e dinâmica, através da qual expressamos os nossos pensamentos e respondemos para controlar o nosso envoiramento. [2] A fala é um reflexo da educação, a fala descuidada é uma imputação de desleixo, e a fala defeituosa é uma desvantagem directamente proporcional ao grau de incapacidade de fala. [3] É uma função importante do sistema estomatognático, que utiliza a cavidade oral como um instrumento e parte integrante da comunicação humana, o que torna a espécie humana superior a outras formas de vida. [4]

O discurso tem sido uma das determinantes importantes da saúde psico-social dos seres humanos, pelo que é essencial para a actividade humana e para a personalidade de um indivíduo. Ainda hoje, a maioria das cerca de 5.000 línguas do mundo não têm um sistema de escrita estabelecido. Mas não existe uma sociedade que comunica apenas por escrito, sem uma língua falada. [5]

É uma actividade autónoma e inconsciente muito sofisticada no homem maduro num padrão neuromuscular habitual aprendido que faz uso de estruturas anatómicas concebidas principalmente para respiração e deglutição. As características morfológicas oro-dentárias também podem influenciar uma fala individual, pelo que o dentista deve reconhecer o possível papel do tratamento prostodôntico na actividade da fala. [6] Uma percentagem muito elevada dos sons de fala inglesa é produzida pelo contacto da língua com algumas porções do palato e dos dentes. Uma vez que estas áreas de contacto são substituídas ou cobertas pela dentadura completa, a reabilitação da fala para o paciente desdentado torna-se a tarefa séria da protética. A fonética é um fenómeno complexo de emissão de voz, a combinação de fonemas a diferentes frequências. A voz de cada pessoa é única e é determinada pelo tamanho do sistema ressonador que compreende a cavidade oral, laringe, faringe, pregas vocais, seios paranasais, que vibra a diferentes frequências para produzir som. [7]

Hoje em dia a comunicação exige, impor à profissão de prótese, a construção de restaurações que tornariam possível a reabilitação não só da inteligibilidade da fala, mas também a reabilitação das características individuais da voz. Os autores consideram a fonética um importante factor de satisfação para os pacientes. [8]

A Roleofonética é formulada em discurso significativo pela articulação da língua, lábios, dentes, alvéolo, palato duro e velino durante a fabricação da dentadura para fazer um tratamento de dentadura bem sucedido, como estética, função e conforto. A fonética pode determinar a dimensão vertical existente nos pacientes e também pode orientar e julgar a colocação adequada de dentes artificiais anteriores, localização da zona neutra, vedação palatina posterior e outra borda ou área limite da dentadura completa. É uma característica fundamental da reabilitação protética e, se não for adequadamente considerada no plano de tratamento para uma reconstrução fixa ou removível, não podem ser obtidos resultados satisfatórios. [9]

As próteses artificiais são substitutos dos dentes naturais perdidos e das suas estruturas de investimento associadas. Estas substituições são necessárias para simular a relação harmoniosa dos dentes naturais durante o desempenho das funções essenciais de mastigação, deglutição, fala, e respiração. Uma dentadura que altera significativamente a posição dos dentes ou contornos palatinos pode afectar ou interferir com a articulação e inteligibilidade da fala.

O objectivo desta Dissertação da biblioteca é saber como a estética, a fonética e a função são beneficiadas na construção completa da dentadura e procedimentos operacionais e como a fala é produzida utilizando os nossos órgãos da fala. Além disso, quais são as propriedades dos sons da fala no ar enquanto viajam da boca do orador para o ouvido do ouvinte, e, finalmente, como percebemos a fala e reconhecemos os seus elementos estruturais como certos símbolos ou sinais linguísticos.

Especialistas em acústica têm avaliado o processo de produção da fala durante muito tempo. Em 1900 Alexander Melville Bell conseguiu fazer a primeira representação visual da palavra falada. Foi seguido em 1940 por Potter, Kopp & Green1, que conseguiu fornecer as bases do método de análise sonora com um espectrógrafo, usando: frequência, intensidade e tempo como parâmetros. Em 1946, Chiba e Kajiyama1 estabeleceram o terreno da teoria acústica da fala, que foi elaborada depois de 1960 por Fant.

Meyer M. Silverman (1952)sugeriu a utilização do método de fala para medir uma dimensão vertical do paciente antes da perda dos dentes naturais restantes, e para reproduzir esta medição em dentaduras completas numa fase posterior.

Benediktsson E. em 1957 descobriu que a perda de um dente na área pré-molar ou molar raramente causa perturbações fonéticas, mas a perda de dois ou mais dentes na região anterior do arco geralmente causa problemas de fala.

Barnett Kessler (1955)analisou o factor língua e as suas áreas de funcionamento em prótese dentária. Ele sugeriu que a compreensão da função da língua e da sua área de funcionamento, tanto na cavidade vestibular como no espaço vestibular, é um pré-requisito para alcançar ou abordar a prótese dentária ideal.

Alexander L.Martone e John W. Black (1962)no seu artigo intitulado "An approach to prosthodontics through speech science" discutiram a investigação da ciência da fala sobre o significado da dentisteria prostética. Eles apontaram que a perda de dentes altera a cavidade articulatória e afecta o padrão de fala do indivíduo.

George Chierici e Lucie Lawson (1973) consideraram separadamente as várias dimensões da produção da fala. Para esta sete funções relacionadas e a sua importância foram avaliadas: Respiração, Fonação, Ressonância, Articulação da Fala, Audição, Função Neurológica, e Comportamento Emocional. Concluíram que a condição de cada paciente deveria ser cuidadosamente avaliada para que a prótese seja capaz de proporcionar um ambiente óptimo para a sua acomodação e aceitação para um discurso mais natural.

A. PETROVIC encontrou uma correlação persistente entre a morfologia da dentadura e a qualidade da fala em 1974.

A anatomia e fisiologia do mecanismo velofaríngeo será descrita através da divisão da descrição nos seguintes componentes anatómicos; nomeadamente, o palato mole, a parede posterior da faringe, e as paredes laterais da faringe.

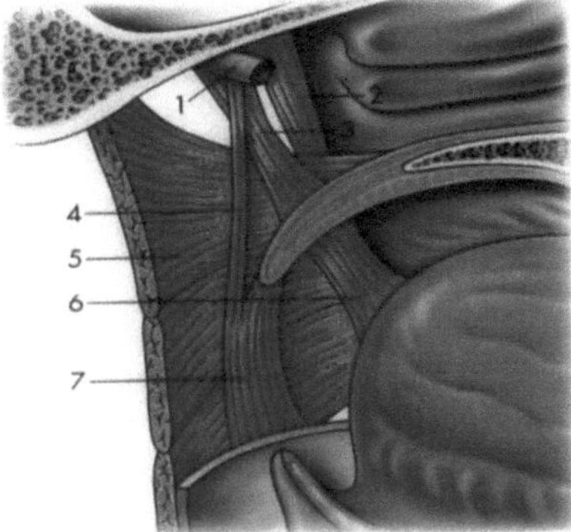

Fig. 12: Mostrar os músculos do palato mole

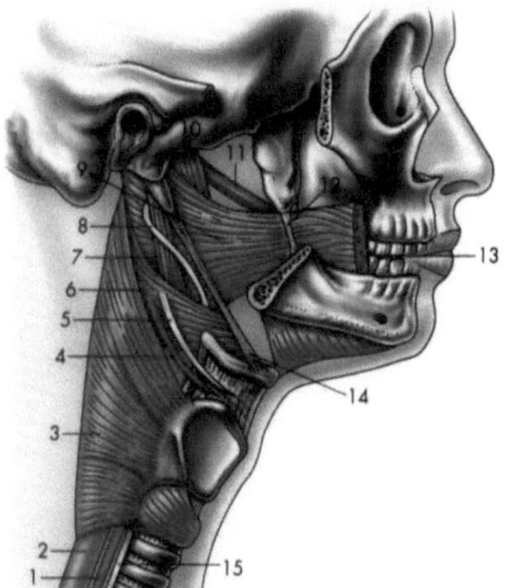

Fig. 13: Mostrando a vista lateral de Pharynx

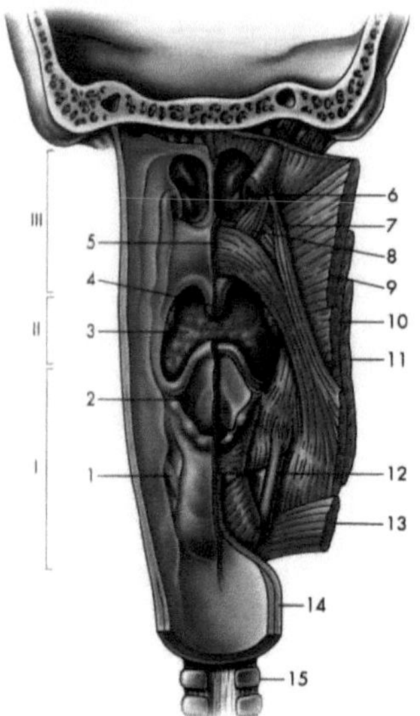

Fig. 14: Vista interna da Pharynx

PALATO SOFT

Posição e Movimento

A posição e o movimento do palato mole, em relação à faringe, muda com a idade. Ao nascer e pouco depois, o palato mole em repouso é aproximadamente paralelo ao telhado da faringe, de modo que a nasofaringe superior é apenas uma fenda estreita. O fecho do mecanismo velofaríngeo é realizado essencialmente por um movimento inferior superior do palato mole. À medida que o crescimento ocorre na zona faríngea, e à medida que os tecidos adenoidais regridem, o movimento do palato mole assume a elevação anterior característica exibida pela maioria dos adultos.

O encerramento velofaríngeo é ligeiramente inferior ao nível do plano palatino até aos 8 anos de idade, e está consistentemente acima do nível do plano palatino depois disso.

A extensão do fecho do palato mole com a parede faríngea posterior varia com a posição da cabeça. Uma posição prolongada da cabeça resulta numa nasofaringe mais profunda do que quando a cabeça é mantida no plano de Francoforte. **McWilliams(1969)**, num estudo radiográfico de 101 crianças com palato fendido reparado, encontrado com a parede posterior da faringe foi significativamente reduzido quando a cabeça se encontrava numa posição estendida.

O padrão do movimento do palato mole varia entre homens ou mulheres. Este estudo revelou que o palato mole era mais longo, a elevação era maior, a quantidade de contacto com a faringe posterior era menor, e o ponto inferior de contacto com a parede faríngea posterior era consistentemente mais alto nos homens do que nas mulheres.

Velar Eminência e Musculus Uvulae

Enquanto todo o palato mole aumenta em comprimento durante o encerramento, os dois terços posteriores demonstram um maior grau de alongamento e um espessamento significativo. Vários investigadores notaram um espessamento central longitudinal ou elevação da superfície nasal do véu palatino que foi denominado a eminência velar.

As úvulas musculares são responsáveis pela eminência velar, que contribuem para o alongamento velar, e são essenciais para o encerramento velofaríngeo normal. Este músculo emparelhado é o único músculo intrínseco do palato mole. Cada um dos 2 feixes do músculo uvulae tem a sua origem na aponeurose palatina tendinosa, que é posterior ao palato duro e anterior à inserção do músculo levator velatini palatini. Os feixes convergem acima e em ângulos rectos para a funda do levator velatini palatini, e redivide e insere na membrana do porão e tecido conjuntivo da úvula. A maior parte da úvula consiste em tecido glandular entremeado por fibras musculares.

O elevador fornece a força de contracção e eleva o palato mole. Ao mesmo tempo, o músculo uvulae contrasta para preencher o espaço central entre o palato mole, as paredes laterais faríngeas, e a parede posterior faríngea ao longo do terço central da superfície nasal do palato mole. A contracção do músculo uvulae é considerada essencial para os indivíduos com qualquer padrão circular de fecho.

Enquanto todo o palato mole aumenta em comprimento durante o encerramento, as porções central e posterior demonstram um grau proporcionalmente maior de alongamento juntamente com o engrossamento. Este alongamento durante o encerramento tem sido denominado de estiramento velar. A quantidade de estiramento velar parece estar relacionada com a tarefa e/ou variáveis anatómicas ou funcionais associadas com as estruturas envolvidas no encerramento.

Levador Veli Palatini e Outros Músculos

Os músculos Levator Veli Palatini são responsáveis pela elevação palatal. Enquanto os músculos do levator veli palatini fornecem a força para a elevação palatal, o posicionamento finito do palato mole pode estar sob o controlo de vários outros músculos agindo de forma recíproca com o levator.

Foi observada uma interacção consistente entre o elevador, o palatoglosso, e o palatofaríngeo. Se o elevador se contraiu forçadamente, o palatoglosso e o palatofaríngeo também se contraíram forçadamente. O cenário inverso também era verdadeiro. O palatoglosso e o palatofaríngeo criam um puxão para baixo para o palato mole e opõem-se à contracção para cima do levator. Por conseguinte, o levador deve contrair-se do levador. Portanto, o elevador deve contrair-se com mais força se o palatoglosso e/ou o palatofaringeus contactarem com força. A função importante do palatoglosso e palatofaringe na fala é ajudar no posicionamento da língua e da faringe. Se a palatoglosso se contrair para ajudar na elevação da língua e/ou a palatofaringe se contrair para restringir a faringe, o elevador veli palatini deve aumentar a sua força de contracção proporcionalmente para alcançar a elevação velar desejada. Assim, existe uma relação recíproca entre os 3 músculos no posicionamento do palato mole e da língua.

Uma vez que o constritor mais superior necessita de mais investigação. Uma vez que as fibras mais superiores do constritor superior se inserem no palato mole, Kuehn especulou que estas fibras musculares podem ajudar a úvula muscular a desenhar ou esticar o velino posteriormente.

Estas relações musculares recíprocas ajudam a explicar a relação entre a posição da língua (ou fecho velofaríngeo) e a fala. A postura e o movimento da língua podem diferir com a incompetência ou insuficiência velofaríngea. Estes pacientes têm frequentemente uma posição mais posterior e superior da língua durante a fala. Warren sentiu que um alto porte de língua aumentaria a resistência do tracto vocal de pacientes com uma deficiência velofaríngea. Estes investigadores sentiram que esta postura compensatória da língua ajudava com a elevação do palato mole, mas também contribuía para a articulação defeituosa relatada para estes pacientes.

Muro Faríngeo Posterior

Em 1863 e 1869, Gustof Passavant descreveu um "rolo cruzado" horizontal na parede faríngea posterior que ocorreu durante a fala e a deglutição em pacientes com fissura palatina. Este abaulamento para a frente, correspondente ao nível do atlas, foi denominado de cume ou almofada de Passavant. Este rolo transversal pode variar desde um ligeiro abaulamento frontal da parede faríngea posterior até um rolo muito distinto que se estende horizontalmente através da parede faríngea posterior para se misturar com o movimento mediolateral das paredes laterais faríngeas. Na sua forma proeminente, a almofada de Passavant pode estender-se para a frente e de forma superior até 5mm em ambas as direcções. O cume de Passavant serve de guia para a colocação adequada da prótese obturadora de palato mole.

Em que medida é que a crista de Passavant contribui para o encerramento velofaríngeo? Este ponto é discutível. Calnan relatou que a crista de Passavant variava de localização, tendia a localizar-se abaixo do nível de encerramento palatal, contraía lentamente e de forma descoordenada, e tendia a fadiga facilmente. Concluiu que contribuiu pouco para o encerramento velofaríngeo.

Que mísulas são responsáveis pelo movimento posterior da parede faríngea? Este ponto, também, é discutível. As paredes laterais e posteriores da orofaringe e da nasofaringe são compostas por fibras musculares do músculo constritivo superior em forma de leque. O músculo de constrição superior tem a sua origem ao longo da rafa pterigomandibular e da tuberosidade da maxila, e as suas fibras deslocam-se posterior e horizontalmente para inserir e anastomose com a sua contraparte na aponeurose na linha média da parede faríngea posterior tanto da orofaringe como da nasofaringe. Os componentes anatómicos da crista de Passavant foram debatidos, uma vez que as fibras do músculo faringopalatinus se misturaram com as do constritor superior. Calnan especulou que era a faringopalatina que compreendia a crista de Passavant. Outros acreditam que as fibras do constritor superior formam esta configuração invulgar, e que são responsáveis pelo movimento anterior exibido pela parede faríngea posterior.

As paredes laterais faríngeas

O movimento lateral da parede faríngea é essencial para se conseguir uma fala normal com obturação protética ou reconstrução cirúrgica. O movimento lateral da parede faríngea é difícil de avaliar porque o drapejamento do palato mole impede a observação oral directa, e as projecções radiográficas laterais não revelarão o movimento lateral da parede faríngea a menos que a cabeça seja estendida posteriormente com os pacientes numa posição supina.

O movimento lateral da parede faríngea requer diferentes métodos de avaliação. Beumer observou e fotografou o mecanismo velo-farngeal de 2 pacientes através de grandes defeitos faciais. Traçou os movimentos laterais da parede durante a fala e a deglutição dos filmes cinematográficos e concluiu que os movimentos laterais da parede eram uma componente essencial do fecho.

Após a colocação de um obturador, ou de um procedimento de retalho faríngeo, os tecidos faríngeos adjacentes demonstram um aumento do movimento. A base fisiológica para este fenómeno não foi completamente explicada.

Outras formas de estimulação do mecanismo velo-farngeal, tais como exercícios musculares, terapia da fala e estimulação eléctrica, não foram eficazes na demonstração de um aumento sustentado dos movimentos faríngeos, levando à melhoria da fala.

Os músculos que contribuem para o movimento das paredes laterais faríngeas, a direcção do movimento das paredes laterais, e o nível lateralmente de fecho velofaríngeo continuam a ser pontos de discórdia. O músculo levator velatini palatini tem a sua origem lateralmente ao toro tubário, sem fixação à trompa de Eustáquio. O levador corre para baixo, para a frente e medialmente, e insere-se no terço central do palato mole.

Parece que o palatofaríngeo contribui pouco para o movimento medial e posterior das paredes laterais faríngeas. A sua função principal é mobilizar a laringe e estreitar a faringe na fala e na deglutição. Dickson sentiu que, no adulto, as fibras do palatofaringeus estão tão entrelaçadas com o constritor superior que a análise da função e dos limites do palatofaringeus é difícil de delinear.

O TONGUE

A língua é o principal articulador da fala, e aprender a sua posição para um determinado som é a chave para a aprendizagem da fala. Para dividir o seu papel na fala, o dorso da língua é dividido numa porção posterior, que se aproxima do palato mole, e uma porção frontal, que se aproxima do palato duro, e os lados são referidos como a lâmina da língua e o ápice é chamado a ponta da língua, ou ápice.

Para pronunciar 'a', o dorso da língua é arqueado e a lâmina em contacto com o rebordo alveolar e a ponta a repousar atrás dos incisivos inferiores. A posição para 'e' é essencialmente a mesma, excepto que o dorso é arqueado um pouco mais alto, com a lâmina em contacto mais pesado com a crista alveolar e a ponta ligeiramente levantada. Para pronunciar 'i', a língua é puxada para trás com o dorso achatado no início do som, mas sobe para a posição 'e' para a conclusão. Para pronunciar 'U', a língua assume primeiro a posição 'e' e depois preenche-se com o dorso achatado para a segunda parte do som. Pois a língua 'o' está na sua posição mais plana e mais baixa, sem contacto palatino.

Classificação Funcional da Língua

A gama de trabalho da língua móvel varia com o indivíduo. Por conseguinte, a classificação e o conhecimento das condições que causam variações são indicados.

O grau de actividade e a variação do tipo funcional sugerem a seguinte classificação:-

1. A língua ocupacional.
2. A língua imóvel
3. A língua normal
4. A língua habitual.

O termo "*língua ocupacional*" foi seleccionado para se aplicar às pessoas cujas actividades requerem um aumento da acção da língua. Isto inclui juristas, professores, conferencistas e pregadores.

A força de posicionamento muscular aumentada desenvolvida será aqui designada por "movimentos de força da língua".

A "*língua parada*" está no extremo oposto da classificação. Nestes doentes, como resultado de uma actividade limitada, devido a lesão, deformidade ou timidez indevida, existe uma língua passiva. Um exemplo é a anquiloglossia.

A "*língua normal*" existe entre estas duas gamas extremas e refere-se ao tipo de função da língua em pessoas que apresentam um desenvolvimento normal ou médio. Estes casos são bem recebidos pelo prostodontista, uma vez que dão uma gama dentro de limites na realização da reabilitação desejável.

O alinhamento dos dentes deve ser efectuado sem invadir o espaço de funcionamento da língua. A base da língua é frequentemente "enganchada" pelos segundos molares inferiores. Este factor é uma causa de dentaduras inferiores instáveis, o que justifica o reconhecimento. O posicionamento dos segundos molares inferiores em dentaduras completas deve ser arranjado sem o impacto da língua. Em alguns casos, a inserção de um aparelho fixo ou prótese parcial removível provocará uma laceração imediata da língua em vários graus. O problema traumático na língua ocupacional tem um prognóstico favorável com reconhecimento precoce e ajuste adequado ao problema. A observação confirma o facto de que a laceração da língua raramente resulta de interferência funcional da língua em próteses completas, pois o movimento da língua é capaz de deslocar as próteses que interferem, escapando assim a lesões. O valor da interferência de flanges nas margens da língua é a melhor estabilidade da dentadura em função. A reacção da língua à interferência com impulsos de força por dentaduras parciais removíveis ou pontes fixas apresenta uma imagem diferente. A incapacidade da língua de escapar ou desalojar os aparelhos resulta em irritação ou trauma repetidos. O grau de lesão é comensurável com a duração do tempo e a intensidade da interferência.

A *"língua habitual"* é o termo escolhido para descrever aqueles movimentos perturbadores de poder desenvolvidos pelo hábito, exclusivos do arco da língua para ajudar a reter a prótese, tal como descrito por Rowe". A base da língua é espessa e poderosa, e a força desalojadora é mais ofensiva para a prótese dentária. Sugere-se que o segundo molar inferior em prótese pode ser reduzido bucco-lingualmente, e pode ser colocado vestibularmente até à crista da crista para negar os efeitos censuráveis da posição dentária clássica aceite que frequentemente tendem a derrotar a estabilidade da dentadura inferior. Quando o estreitamento dos últimos molares inferiores em dentaduras completas não dá espaço funcional suficiente para a língua, é aconselhável definir para combinar os últimos molares opostos na versão vestibular, reduzindo a superfície lingual linguo-buccalmente, em progressão distal. Também é possível aumentar o espaço da língua para melhor funcionamento, colocando os últimos molares numa relação de mordida cruzada. O emprego de uma mordedura cruzada para efectuar um maior espaço de língua é uma nova utilização para este método. Em casos extremos, os segundos molares podem ser completamente eliminados.

Hipernasalidade e diminuição da inteligibilidade da fala podem resultar de defeitos congénitos ou adquiridos do mecanismo velofaríngeo. Os défices velofaríngeos podem resultar de malformações congénitas (tais como palato fendido), aberrações de desenvolvimento (tais como palato duro curto ou mole, ou nasofaringe profunda), défices neurológicos adquiridos, ou a ressecção cirúrgica de doenças neoplásicas.

CLASSIFICAÇÃO E ETIOLOGIA

As deficiências velofaríngeas podem ser classificadas com base na fisiologia e/ou integridade estrutural. Insuficiência palatal e incompetência palatal. A insuficiência palatal refere-se a pacientes com comprimento inadequado do palato duro e/ou mole para afectar o fecho velofaríngeo, mas com movimento dos tecidos restantes dentro dos limites fisiológicos normais. O defeito é secundário a uma limitação estrutural. Os pacientes com aberrações congénitas e de desenvolvimento e defeitos do palato mole adquiridos cairiam nesta classificação. A incompetência palatal refere-se a pacientes com estruturas veloparíngeas essencialmente normais, mas o mecanismo intacto é incapaz de afectar o fecho velofaríngeo. Os doentes com doenças neurológicas, tais como a poliomielite bulbar ou a miastenia gravis, ou défices neurológicos secundários a acidentes cerebrovasculares ou lesões da cabeça fechada, estão incluídos nesta categoria.

Considerações Gerais

O mecanismo velopharyngal é uma válvula precisamente coordenada formada por vários grupos musculares. Em repouso, os cortinados do palato mole descem de modo a que a faringe oral e a nasofaringe sejam abertas e acopladas, permitindo uma respiração normal através das passagens nasais. Classicamente, quando é necessário o fecho velofaríngeo, o meio de um terço dos arcos moles para cima e para trás para contactar a parede posterior da faringe ao nível ou acima do nível do plano palatal. As paredes laterais faríngeas movem-se medialmente para contactar as margens do palato mole ao nível ou ligeiramente abaixo do nível do toro tubário, e a parede faríngea posterior pode mover-se anteriormente para facilitar o contacto com o palato mole elevado. É necessário um encerramento velopharngeal completo, ou quase completo, para a deglutição normal e a produção de alguns sons da fala, tais como plosivos. Para outros fonemas, tais como vogais e consoantes nasais, a porta velofaríngea será aberta em vários graus.

Métodos anteriores de avaliação

Estudos aerodinâmicos e de fluxo de ar, análises radiográficas de plano lateral e frontal, análises espectrográficas e de coordenação, observação directa através de instrumentos de grandes defeitos faciais para observação oral directa, estudos vídeo fluoroscópicos e nasoendoscópicos, dissecções mais anatómicas, análises electromiográficas, e inervação neurológica.

Métodos actuais de avaliação

Muitos estudos actuais têm empregado a utilização da fluoroscopia vídeo multi-vista, endoscopia nasal e técnicas de gravação do fluxo de ar nasal para estudar a fisiologia do complexo velofaríngeo durante as funções de fala e não fala. Vários estudos combinaram mais do que um destes métodos de avaliação. Estas metodologias são únicas na medida em que a avaliação pode ser conduzida com pouco ou nenhum impacto sobre a fisiologia da região.

Um mecanismo neuro-fisiológico muito complexo rege a produção da fala. Um grande número de receptores mecanosensíveis orais (tácteis e cinestésicos) estão envolvidos no seu controlo molar. Portanto, todo o tratamento protético terá, mais ou menos, influência no desempenho da fala, porque um grande número destas estruturas estará envolvido27.

A produção da fala inclui um grande número e sequências de actos motores inatos e aprendidos produzidos em sequências de 12-16 sons/segundo num comportamento rítmico. Foi feita a hipótese de que é necessária menos área de córtex para o processamento de competências à medida que estas se tornam automáticas. Uma vez automatizado, o controlo da fala torna-se localizado em certas áreas como o córtex pré-motor e motor. Para os movimentos precisos executados na produção da fala, o sistema motor piramidal tem o papel principal.

O feedback desempenha um papel dinâmico e flexível no controlo da maioria dos eventos motores, incluindo a sequenciação e o timing dos movimentos da fala, parece haver um subconsciente mas aprendido tipo de reconhecimento de padrões, ou feedback, das informações aferentes utilizadas é o gerador central de padrões (CPG's) e um programa central. Outras redes neurais são também muito activas nas rápidas transformações da forma da cavidade oral de uma configuração fixa para outra. Os aferentes mecano-sensíveis proprioceptivos estabelecerão a temporização de certos aspectos do padrão motor muito rápido e, em sinergia com a informação cortical, gerarão a saída e o ritmo motor final.

Uma coordenação precisa entre diferentes articuladores é essencial para a produção do som final.

Um pré-requisito para os sons satisfatórios da fala e adaptação num sistema de feed back geral intacto, com feed back auditivo considerado como um mecanismo importante. Quando a audição deficiente está presente, a produção da fala irá deteriorar-se. A adaptação após uma reabilitação oral também pode criar problemas na formação de novas vias neuromusculares. [43]

Parece que a adaptação a dentaduras completas pode ser explicada pela mecânica de feedback relacionada com a programação do motor da fala. Inicialmente, um utilizador de prótese completa tenta ultrapassar problemas relacionados com a nova prótese através da ajuda de feed back auditivo e oro-sensorial durante a função. Passado algum tempo, apenas o paciente estará consciente das dificuldades de articulação remanescentes, com frequência relacionadas com certos sons específicos. O ouvinte (dentista) não é, contudo, capaz de detectar quaisquer perturbações de produção da fala. Nesta fase, ainda existem estímulos sensoriais de aferentes orofaciais para áreas centrais. Finalmente, se o processo de adaptação prosseguir, o paciente não estará consciente de quaisquer dificuldades articulatórias ou sons distorcidos devido à prótese. Novos engramas centrais de produção de fala foram estabelecidos, e a adaptação e/ou habituação à prótese completa ocorre.

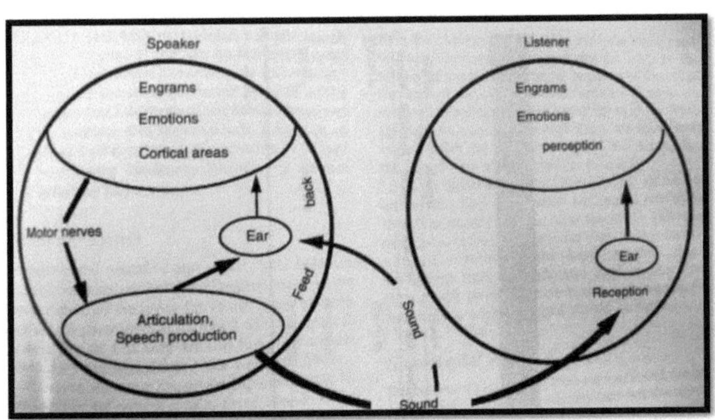

Fig 1: Produção e comunicação da fala

Os principais nervos motores para os músculos da fala são o trigémeo (Vth cranial), facial (VIIth cranial), glosofaríngeo (IXth cranial), Vagus (Xth cranial), e hipoglossal (XIIth cranial). Estes músculos interiores elevam os músculos laríngeos (vagus), músculos do palato mole (divisão mandibular do trigémeo e vagus), músculos faríngeos (Glossofaríngeos e Vagus), músculos da língua (hipoglossal), e músculos da periferia da boca (facial) a fim de obter motilidade, controlar o tónus, e, por sua vez, gerar e suportar a pressão.

O mecanismo da fala é caracterizado pela motilidade, pela capacidade de exercer pressão, pela capacidade de resistir à pressão, e pela capacidade do falador de identificar, através de pressões habituais contra estruturas familiares, as condições para um som particular. O interior do motor envolvido deriva de três vias; a via cortico-bulbar, vias extra-piramidais e vias cerebelares. A primeira delas, a corticobulbar-corticospinal, ou via piramidal, permite o controlo consciente dos movimentos precisos necessários, por exemplo, na articulação dos sons da fala. Este tracto torna-se importante na reaprendizagem dos hábitos de fala para acomodar novas estruturas intra orais. O tracto extra piramidal também transmite alguns impulsos voluntários, bem como o controlo do tónus muscular, a regulação e inibição de conjuntos opostos de músculos, e a coordenação da profundidade da respiração, a tensão das pregas vocais, os lábios, as bochechas, a língua, e as paredes faríngeas. A terceira via, desde o córtex até aos músculos da fala, é a cerebelar, a via da coordenação automática. Esta assume grande parte da fala depois da infância até que mudanças violentas no mecanismo da fala ou no funcionamento do mecanismo sejam introduzidas.

PRODUÇÃO DA FALA: EXIGÊNCIAS ESTRUTURAIS E FUNCIONAIS

Todos os sons da fala são produzidos através do controlo das correntes de ar que são iniciadas nos pulmões e passam através da laringe e cordas vocais. O som da fala requer mais ar do que a exalação silenciosa; consequentemente, ajustes subtis no fluxo de ar contribuem para variações de tom e intensidade da voz. Os controlos estruturais dos sons da fala são as várias articulações ou válvulas feitas na faringe e nas cavidades oral e nasal. Cada som é afectado pelo comprimento, diâmetro e elasticidade do tracto vocal e pela localização das constrições ao longo do seu comprimento.

Não há órgão para a fala em si. A fala é um processo de aprendizagem e desenvolve-se durante um período prolongado. A maioria das raparigas domina a articulação normal da fala aos 6,5 anos de idade, enquanto que os rapazes necessitam de um ano adicional de maturação.

Kantner e West dividiram o discurso em 5 componentes:-

Respiração, fonação, ressonâncias, articulações e integrações neurológicas, Chierici e Lawson acrescentaram audição, ou a capacidade de ouvir sons, a esta lista. O desempenho bem sucedido destas funções é necessário para a produção de um discurso aceitável.

1. RESPIRAÇÃO:-

Durante a respiração, as inalações e expirações são aprox., iguais em duração e o fluxo de ar e regulares e repetitivas. Durante a fala, contudo, a fase de inalação é encurtada e a fase de inalação é prolongada e não repetitiva. No discurso normal, o volume e pressão do ar expelido é comparável à respiração vegetativa. O movimento para cima do diafragma com contracção da cartilagem costal e da musculatura contígua cria uma pressão intrapulmonar superior à pressão atmosférica, permitindo que o ar seja expelido dos pulmões. O prolongamento da exalação é conseguido pelo mecanismo de válvulas ao longo dos componentes laríngeos, faríngeos, orais e nasais das vias respiratórias, estas válvulas impedem o ar expirado e ajudam a criar sinais de fala. A pressão subglótica é mantida pela elasticidade equilibrada entre a musculatura intercostal inspiratória e a musculatura abdominal expiratória. Se a capacidade vital dos pulmões for comprometida, como no enfisema, a fala será percebida como "respirável". As fracas projecções da voz, em tais casos, devem-se à redução do volume e da pressão do ar expirado.

2. PHONATION:-

A laringe forneceu o primeiro nível de constrição para controlar o fluxo de ar respiratório. A função principal das cordas vocais é proteger os pulmões e o tracto respiratório inferior da inalação de partículas em suspensão. Este mecanismo requer uma aproximação simples e vigorosa das pregas vocais. A fala, pelo contrário, requer uma multiplicidade de posições, tensões e ciclos vibratórios variáveis, e uma coordenação intrincada das pregas vocais com outras estruturas. Se as pregas vocais forem parcial ou completamente adução ou fechadas, impedem o ar expirado. Com o grau adequado de tensão e pressão subglotal suficiente, as cordas vocais podem ficar em vibração e assim transmitir a fonação à corrente de ar. Quando, como a fonação é essencial para certos sons da fala, outros sinais da fala não requerem fonação, portanto, as pregas vocais são abduzidas ou abertas.   A tensão e a posição das pregas vocais determinarão, em parte, o tom do som fonado.   Na produção de sons graves, as pregas vocais são relativamente espessas e flácidas. Nos sons agudos, as margens das pregas aproximadas são finas e tensas.

3. RESONAÇÃO:-

Os sons produzidos ao nível das pregas vocais, não é o sinal acústico final com que é percebido como discurso. Este som é aumentado e modificado pelas câmaras e estruturas acima do nível de glote. A faringe, a cavidade oral e a cavidade nasal actuam como câmaras de ressonância e as estruturas acima do nível de glote. A faringe, a cavidade oral e a cavidade nasal actuam como câmaras de ressonância, amplificando algumas frequências e mutando outras, refinando assim a qualidade tonal. Sendo a faringe um tubo muscular, funciona como uma excelente câmara ressonante. Este tubo é formado por 3 músculos intimamente associados, nomeadamente: - estreitador inferior, médio e superior. Estes músculos são únicos na medida em que partilham inserções comuns, o rafa faríngeo medial, mas têm uma origem anterior diferente. Além disso, parece que cada constritor muscular, bem como porções de cada músculo podem contactar selectivamente. As alterações dimensionais conferidas por esta acção muscular influenciam as características ressonantes da corrente de ar pulsante, à medida que emerge da laringe. O mecanismo de velopharngeal proporcional o som e/ou a corrente de ar entre as cavidades oral e nasal e influencia a qualidade da voz (ou o som básico) que é percebida pelo ouvinte. Se o fecho velofarangeal for comprometido, ou se a integridade estrutural ou o tamanho relativo das cavidades oral, faríngea ou nasal for alterado, a qualidade da voz pode ser comprometida.

4. ARTICULAÇÃO:-

O som amplificado e ressonado é formulado em discurso significativo pelos articuladores, nomeadamente, os lábios, a língua, a bochecha, os dentes e o paladar, alterando a relação espacial relativa destas estruturas. A língua é considerada como o articulador mais importante da fala devido à sua capacidade de afectar mudanças rápidas no movimento e na forma. A língua pode impedir, restringir selectivamente, e canalizar a corrente de ar com contacto preciso contra os dentes e áreas palatinas, articulando assim o som laríngeo básico, ou a corrente de ar não-fonado, para uma fala reconhecível. Se estruturas orais como a língua, tecidos moles adjacentes, maxilares ou lábios, forem alteradas cirurgicamente e/ou neurologicamente, a articulação pode ser comprometida.

5. INTEGRAÇÃO NEURAL:-

A fala é integrada pelo sistema nervoso central, tanto a nível periférico como central. Os movimentos sequenciais e simultâneos necessários ao longo do complexo da fala exigem uma coordenação precisa.

As deficiências neurológicas podem comprometer, uma componente específica da mecânica da fala, tais como as pregas vocais, o palato mole ou a língua, ou podem afectar indirectamente todo o sistema de fala. Um acidente cerebrovascular-cular pode comprometer a capacidade do paciente de compreender e/ou formular uma fala significativa, mesmo que todas as estruturas utilizadas para produzir fala sejam anatomicamente com limites normais. Além disso, uma deficiência neurológica pode produzir um tipo específico de deformidade da fala. Exemplo: A perda de inervação motora para o palato mole pode comprometer a elevação e o fecho velofarangeal.

6. AUDITORIA:-

A audição, ou a capacidade de receber sinais acústicos, é vital para uma fala normal. A audição permite a recepção e interpretação de sinais acústicos e permite ao orador monitorizar e controlar a saída da fala. Uma audição comprometida pode impedir um feedback preciso e, por conseguinte, afectar a fala. O desenvolvimento da fala e a subsequente terapia da fala é dificultado no paciente com deficiências auditivas.

As funções primárias das vias respiratórias e digestivas em relação à sua função secundária de produção e modificação de sons podem ser compreendidas reconhecendo que o mecanismo da fala inclui três válvulas fisiológicas principais.

1. Válvula I , a glote
2. Válvula II, a região palatofarangeal
3. Válvula III, o orifício da boca.

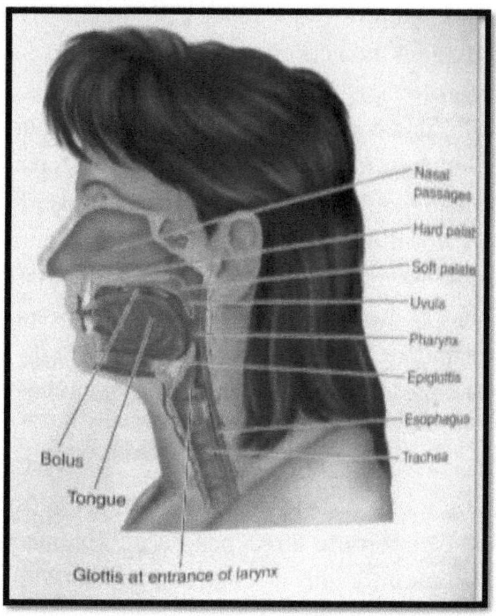

Fig. 2

1. VÁLVULA FISIOLÓGICA I:-

As **verdadeiras pregas vocais da laringe** :- O mecanismo vibratório produz tons vocais, e as verdadeiras pregas vocais servem como uma válvula apenas em ligação com os sons da fala que têm tom, ou seja, os sons vocais outros sábios, a corrente de ar que sai passa através da região das pregas vocais sem interferência como na respiração normal. A mecânica da válvula serve para modular a corrente de ar que sai, por exemplo, apenas em relação aos sons vocais. É um gerador de ondas sonoras que permite ao homem comunicar à distância, em contraste com a curta distância através da qual se pode comunicar sussurrando.

A laringe, contendo as pregas vocais que servem intermitentemente como valor I durante a fala, é composta por três cartilagens únicas e três pares de cartilagens. Estão ligadas por ligamentos e movidas por músculos, a laringe tem um revestimento de mucosa que se mantém superior com a faringe e inferior com a traqueia. As cartilagens e os músculos oferecem os meios para adução (aproximação) e rapto (separação) das verdadeiras pregas vocais e para as esticar (encurtando antero-posterior) e para as relaxar (alongando antero-posterior) como mostra a figura 3.

As verdadeiras pregas vocais estão casualmente relacionadas com a voz, tal como se aplicam a sussurros. As pregas são fixadas anteriormente à cartilagem da tiróide e posteriormente aos músculos aritenoides. Quando em posição de repouso, como na respiração silenciosa, as bordas livres das pregas formam uma abertura angular que tem o seu ápice localizado anteriormente e a sua base posteriormente a abertura ou abertura entre elas quando não estão aproximadas é chamada rima glotídica. Quando a voz é desejada, as dobras são aproximadas, e o ar é empurrado contra elas por baixo com força suficiente para rebentar as bordas destas dobras elásticas. A sobrecarga de pressão de ar é momentaneamente gasta. A tensão restabelece as dobras para uma posição fechada. Este ciclo é repetido e torna-se quesivibratório. A saída acústica é chamada voz.

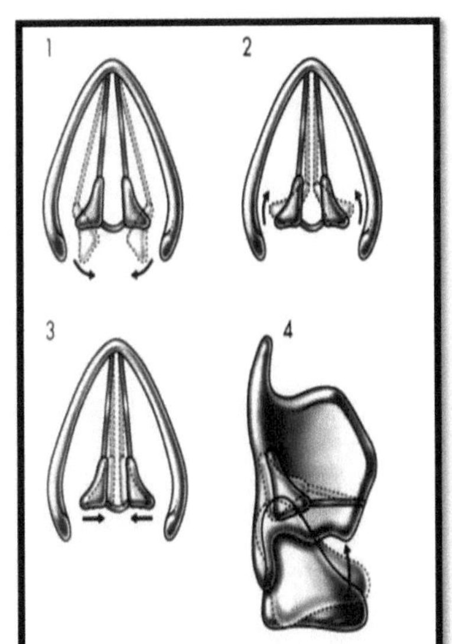

Fig . 3: Momentos de cordas vocais. O contorno quebrado mostra a nova posição das pregas vocais após a contracção muscular.

Os músculos que controlam as pregas vocais estão divididos em duas classes:-

a.   Os que têm no próprio órgão (intrínseco) e

b.   Aqueles que agem a partir de fora (extrínsecos).

Os músculos intrínsecos têm duas funções principais:-
1. Para adicionar e raptar as dobras
2. Para regular o grau da sua tensão e comprimento.

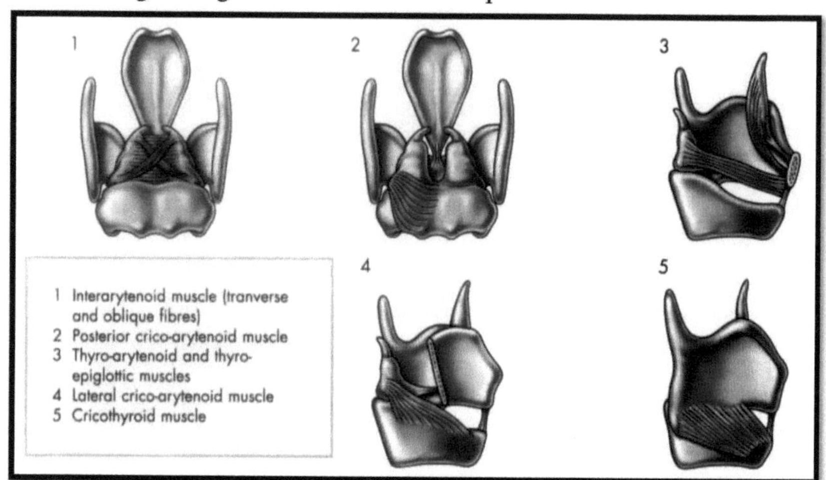

Fig 4: Músculos intrínsecos da laringe

Os músculos que abrem a rima glottidis são os Crico-aritenóides posteriores. Estão ligados às superfícies posteriores das cartilagens aritenoides e cricoides. Assim, podem rodar as cartilagens aritenoides lateralmente e separar as cordas vocais verdadeiras.

O fechamento dos glotídeos rima é afectado pelo músculo aritenoide e músculo crico-aritenoide lateral. Rodam o músculo aritenoide é medialmente e faz com que as verdadeiras pregas vocais sejam aproximadas. O músculo aritenoide estende-se das superfícies posterior e lateral de uma cartilagem aritenoide até à superfície correspondente da outra. Estas juntam a cartilagem aritenoide, estreitando consequentemente a rima glottidis. O músculo mais importante utilizado para alongar e tensionar as verdadeiras pregas vocais é o cricotiróide.

As pregas vocais são novamente encurtadas e encurtadas pelo músculo tiroaryteniodo.

Os **músculos extrínsecos (acessórios)** actuam sobre a laringe como um todo, ligando a laringe com o osso hióide, o esterno, a língua e a faringe. Por meio destes músculos, a laringe pode ser elevada, deprimida e inclinada.

2. VÁLVULA FISIOLÓGICA II:-

Região palatofarangeal:- A faringe é constituída principalmente por uma banda de constrição de músculos largos e achatados que se inserem num raphe mediano ao longo da sua parede posterior. A faringe pode ser dividida arbitrariamente em três partes (como mostrado na Fig. 5):-

1. A **faringe tênsica** é uma continuação da cavidade nasal posterior; é delimitada inferiormente pelo palato mole e termina ao longo da parede faríngea posterior perto do atlas (1ª vértebra cervical). A sua única função é respiratória.

2. A **faringe oral** é uma continuação, inferior, da faringe nasal à faringe laríngea, ou seja, sobre o nível de osso hióide. As suas funções são respiratórias e digestivas.

3. A **faringe laríngea** é a porção inferior da faringe. Estende-se de forma inferior à faringe oral e termina no esófago aproximadamente ao nível da VI vértebra cervical. A sua função é estritamente digestiva. O valor palatofarangeal situa-se na região em que as vias respiratórias e digestivas se cruzam (Istmo faríngeo). Tanto no acto de engolir como na fala, este valor divide a faringe em cavidades naso-faríngeas e orofaríngeas. O fecho principal é afectado pelo movimento do palato mole em contacto com a parede posterior da faringe.

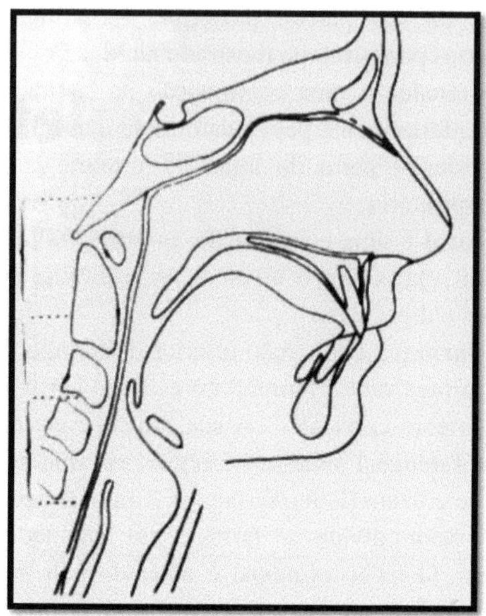

Fig. 5: Imagem esquemática dos diferentes vales e articuladores

3. VÁLVULA FISIOLÓGICA III:-

A Boca:- A boca é uma válvula complicada, capaz de fazer muitas alterações, tanto na capacidade como no tamanho dos orifícios. É modificada por muitos articuladores, sendo o principal deles a língua.

As três válvulas fisiológicas servem para formar uma série de válvulas articulatórias mais específicas, tais como:-

1. Lábio mandibular contra o lábio maxilar.
2. Lábio mandibular contra os dentes maxilares.
3. Ponta da língua contra o cume alveolar, etc.

Estas válvulas são formadas por intrusões momentâneas de alguns segmentos das válvulas fisiológicas na trajectória do fluxo de saída.

A articulação é geralmente considerada como uma união de partes, contudo a articulação da fala ocorre quando qualquer aproximação ou movimento dos articuladores constrói, impede ou desvia o fluxo de ar para produzir um único som. Os sons únicos que as correntes de ar fisiológicas são capazes de produzir são variados e inumeráveis. Muitos ocorrem como ruído e não são classificados, mas os que são aprendidos como fala são chamados telefones. Os telefones estreitamente relacionados foram combinados para formar sons reconhecíveis e são classificados como fonemas. Os fonemas, então é uma unidade de fala através da qual distinguimos uma fala de outra e que, colectivamente (cerca de 40) compõem os fonemas de uma língua.

O discurso é ainda classificado de acordo com a sonoridade em surds, sonant e consonants. O **surd** é qualquer som sem voz e é produzido pela separação das pregas vocais (glottis abertas), sem vibração marginal. O som é feito por fricções da corrente de ar, pois possui através das cavidades apropriadas; o som 'h' inicial como em huh e os sibilantes sem voz s, z, sh e zh pronunciados inicialmente são exemplos. Os **sonantes** são sons vocalizados e incluem todas as vogais e sons semelhantes a vogais. São produzidos por vibração de algumas porções de pregas locais para estabelecer a onda sonora original, que é aumentada por ressonâncias cavitárias. As vogais requerem uma articulação mínima e são classificadas de acordo com as posições da língua na cavidade oral (ou seja, alta, média, baixa) e a posição dos lábios. **As consoantes** são sons de fala articulados, e todas requerem articulação para impedir, restringir, desviar, ou parar a corrente de ar no local e hora apropriados para produzir o som desejado.

Há vários factores principais que afectam a classificação da voz como uma pessoa em idade: crescimento, especialmente alterações no comprimento da prega vocal, desenvolvimento dos músculos cricotiroidianos e tiroaritenóides, alteração da estrutura dos tecidos da prega vocal, ossificação da cartilagem na laringe.

O desenvolvimento da fala nas crianças baseia-se em parte na maturação da macroanatomia do tracto vocal (VT), incluindo aumentos de tamanho, tipicamente expressos como comprimento do tracto vocal (Houri K. Vorperian, Shubing Wang, Moo K. Chung, et al., 2009). As alterações mais significativas na voz resultam do rápido crescimento da laringe, das pregas vocais e das estruturas de suporte circundantes. Ao nascer, o comprimento membranoso das pregas vocais (a parte que realmente vibra) é de cerca de 2 mm machos e fêmeas. Durante os primeiros 20 anos de vida ou assim, a taxa de crescimento é de aproximadamente 0,7 mm por ano para os machos, e 0,4 mm por ano para as fêmeas, o que resulta num comprimento máximo adulto de cerca de 16 mm para os homens, 10 mm para as mulheres.

Pregas vocais dos recém-nascidos : Os recém-nascidos têm uma lâmina propria uniforme monocamada, que parece solta sem ligamento vocal (Sato, K., M. Hirano, e T. Nakashima., 2001). A composição da prega vocal é responsável pela incapacidade dos recém-nascidos em articular sons, além do facto de a sua lâmina própria ser uma estrutura uniforme sem ligamento vocal. Foi demonstrado que os recém-nascidos choram uma média de 6,7 horas por dia durante os primeiros 3 meses, com um tom sustentado de 400-600 Hz, e uma duração média por dia de 2 horas. A estrutura em camadas necessária para a fonação começará a desenvolver-se durante a infância e até à adolescência. No lactente, o conteúdo de substância triturada no espaço do lactente Reinke (camada superficial da lâmina propria) parecia diminuir com o tempo, à medida que o conteúdo de componentes fibrosos aumentava, alterando assim lentamente a estrutura da prega vocal.

As crianças podem produzir sons tão altos como os adultos, apesar do seu aparelho mais pequeno, porque uma frequência fundamental mais elevada garante uma intensidade mais elevada. Além disso, a pressão pulmonar é 50-60% mais elevada para crianças do que para adultos, pelo que as crianças também compensam o seu tamanho mais pequeno trabalhando mais intensamente vocalmente.

Dobras vocais adultas : A estrutura das dobras vocais nos adultos é bastante diferente da dos recém-nascidos. Exactamente como a FV amadurece de uma monocamada imatura em recém-nascidos para um tecido maduro de três camadas em adultos é ainda desconhecida, no entanto, alguns estudos investigaram os sujeitos e trouxeram algumas respostas. Hirano et al.(Sato, K. e M. Hirano, 1995 e Sato, K., M. Hirano, e T. Nakashima., 2001) descobriram anteriormente que os recém-nascidos não tinham uma verdadeira lâmina propria, mas em vez disso tinham regiões celulares chamadas maculae flavae, localizadas nas extremidades anterior e posterior do tecido da prega vocal solta. Boseley e Hartnick (2006) examinaram o desenvolvimento e a maturação da lâmina propria da prega vocal humana pediátrica. Hartnick (2005) foi o primeiro a definir cada camada por uma mudança na sua concentração celular. Também descobriu que a lâmina propria monolayer ao nascimento e pouco depois era hipercelular, confirmando assim as observações de Hirano. Aos 2 meses de idade, a prega vocal começou a diferenciar-se numa estrutura bilaminar de concentração celular distinta, com a camada superficial a ser menos densamente povoada do que a camada mais profunda. Por 11 meses, uma estrutura de três camadas começa a ser notada em alguns espécimes, mais uma vez com densidades celulares diferentes. A camada superficial é ainda hipocelular, seguida por uma camada intermédia mais hipercelular, e uma camada hipercelular mais profunda, imediatamente acima do músculo vocálico. Embora a FV pareça começar a organizar-se, isto não é representativo da estrutura trilaminar observada nos tecidos adultos, onde a camada é definida pelas suas composições diferenciais de elastina e fibra de colagénio. Aos 7 anos de idade, todos os espécimes mostram uma estrutura de dobra vocal de três camadas, baseada em densidades de população celular. Nesta altura, a camada superficial ainda era hipocelular, a camada média era a hipercelular, com também um maior conteúdo de elastina e fibras de colagénio, e a camada mais profunda era menos celularmente povoada. Mais uma vez, a distinção observada entre as camadas nesta fase não é comparável com a observada no tecido adulto. A maturação da FV não apareceu antes dos 13 anos de idade, onde as camadas podiam ser definidas pela sua composição diferencial de fibras e não pela sua população celular diferencial. O padrão mostra agora uma camada superficial hipocelular, seguida por uma camada intermédia composta predominantemente de fibra de elastina, e uma camada mais profunda composta predominantemente de fibras de colagénio. Este padrão pode ser visto em amostras mais antigas até aos 17 anos de idade, e acima. Embora este estudo ofereça uma boa forma de ver a evolução de VF imatura para VF madura, ainda não explica qual é o mecanismo por detrás dela.

O desenvolvimento da fala e da linguagem é um indicador importante de inteligência e compreensão, e qualquer criança que não esteja a fazer algum progresso ao longo destas orientações gerais pode ter problemas físicos ou fisiológicos que precisam de ser abordados. O primeiro vocabulário perceptível de uma criança consistirá em arrepiar, gargarejar e balbuciar. Este é um sinal positivo de que ela começa a compreender os mecanismos de fala e geralmente começa pelo segundo ou terceiro mês de vida. A criação de componentes simples de palavras deve começar entre o terceiro e o sexto mês de vida. A manipulação intrincada da língua e laringe ainda não se desenvolveu, e sons que são bastante simples de construir, tais como vogais, serão as suas primeiras tentativas de formação de palavras. À medida que a criança se torna mais familiarizada com a mecânica da fala, ela tentará formar palavras, geralmente baseadas na repetição da linguagem que está mais presente no seu ambiente. Uma criança deve começar a formar palavras simples, como "mamã" e "dada", entre o nono e o décimo segundo meses.

Para os adolescentes, as grandes mudanças vocais ocorrem durante a puberdade, especialmente nos homens. A hormona masculina testosterona causa muitas alterações significativas na voz masculina, incluindo um crescimento mais rápido da laringe do que nas mulheres, juntamente com aumentos no tamanho e espessura das próprias pregas vocais. Ter dobras mais longas diminui naturalmente a frequência fundamental para os machos, e as dobras mais espessas produzem uma mudança de registo - uma mudança na qualidade ou timbre da voz.

RESUMO DAS FASES DE AMADURECIMENTO DA VOZ NO ADOLESCENTE DO SEXO MASCULINO :

ETAPA DE PREMUTAÇÃO : 10-11 anos de idade, Altura do período pré-pubertal. Qualidade de voz "leve". Voz muito flexível, ágil e com boa capacidade de variação dinâmica.

EARLY MUTATION STAGE : Período inicial da puberdade. Entre os 12 e 13 anos de idade. Dura em média de 1 a 5 meses, mas pode prolongar-se até 12 meses ou mais. Qualidade de voz leve. Há uma diminuição da "riqueza" perceptiva do tom. Não é tão flexível ou ágil na gama superior, com o aumento do tamanho das pregas vocais.

ALTA ETAPA DE MUTAÇÃO : Esta fase é o auge da mudança mutacional. A idade normal é de 13-14 anos, mas há muitas excepções. A qualidade da voz é visivelmente "mais rouca", "mais espessa", e por vezes "respirável". O "escudo" da laringe, a cartilagem da tiróide, torna-se mais acentuadamente angulosa, criando uma "Adams Apple" relativamente proeminente e saliente. A altura corporal, tamanho do peito, capacidade vital, e peso continuam a aumentar. Há uma ligeira diminuição na percentagem de gordura corporal. Muitos rapazes mostram disparidades nas proporções do corpo. O desenvolvimento máximo está agora a ocorrer nas características sexuais primárias/secundárias. Há aumentos na quantidade média de tempo de fonação. No estudo de Cooksey, et al., o quociente de fonação foi o mais baixo de todas as fases, indicando uma maior eficiência na aproximação da prega vocal. A voz não é tão ágil quando comparada com as vozes anteriores inalteradas.
MUTATIONAL CLIMAX STAGE : 13-14 anos de idade. Esta fase de mudança de voz coincide com o período clímax da puberdade. A qualidade da voz é "mais rouca", "mais espessa", e são muito susceptíveis à rouquidão e ao abuso. Houve aumentos dramáticos de peso, e aumentos constantes de altura, tamanho do peito, tamanho da cintura, e capacidade vital. O tempo de fonação sustentada aumentou. Houve uma diminuição da eficiência de oscilação da prega vocal. A voz é mais fraca, menos flexível,
ETAPA POSTMUTACIONAL DE ESTABILIZAÇÃO : A idade média normal era de aproximadamente 14 anos, mas variou entre 13-15 anos de idade. Os campos mais baixos são bastante evidentes. A qualidade era "fina," e "leve," em comparação com a qualidade adulta. Há aumentos na altura, peso, tamanho do peito, capacidade vital continuada, com uma diminuição geralmente correlacionada da percentagem de gordura corporal. Houve uma ligeira diminuição na duração da fonação numa única inalação/exalação. O quociente de fonação foi muito mais elevado, indicando uma diminuição da eficiência da articulação vocal. Esta característica é normal para vozes com diferenciações de

registo emergentes, e também indica que a maturidade ainda não foi alcançada na mudança de vozes. A voz carece de agilidade, flexibilidade e muitas vezes torna-se pesada.

ETAPA DE DESENVOLVIMENTO POSTMUTACIONAL : começa geralmente aos 14-15 anos de idade.

Esta fase representa uma marcada tendência para a maturidade vocal, e a emergência da "assinatura" vocal pessoal de um jovem. As características de um adulto ainda não são aparentes, mas qualidades vocais únicas começam a aparecer. Esta fase é um período de expansão gradual do alcance e crescimento da anatomia vocal. Uma qualidade vocal mais espessa e pesada é agora aparente. Mais estabilidade e consistência na produção vocal em geral. As pregas vocais atingiram o comprimento máximo, e as cavidades do tracto vocal estão a aproximar-se do tamanho e configuração completa. Forte aumento no quociente de fonação, indicando uma eficiência glótica mais fraca. Aparentemente, as vozes nesta fase ainda têm de se desenvolver muito mais antes de as normas adultas poderem ser correspondidas. As alterações de vozes puberais femininas são frequentemente menos óbvias do que as dos homens. No entanto, as vozes das raparigas adolescentes tendem a exibir maior respiração ou rouquidão, "rachaduras" ocasionais, uma diminuição da frequência fundamental da fala média, e um aumento da imprecisão do tom enquanto cantam. Os componentes fisiológicos que são responsáveis pelas alterações da voz incluem o desenvolvimento facial (relacionado com a ressonância da voz), uma descida da laringe (alongando efectivamente o tracto vocal), e o aumento da circunferência da parede torácica e do pulmão (proporcionando uma maior capacidade respiratória).

Idade adulta e avançada :

Quando a voz amadurece por volta dos 20 anos de idade, tende a permanecer relativamente estável até cerca dos 60 anos, assumindo que a pessoa está saudável e a fazer uma dieta e exercício adequados. Embora a própria voz permaneça estável, ocorrem alterações fisiológicas na meia-idade, o mais significativo é a ossificação (endurecimento) das cartilagens laríngeas. Em alguns indivíduos, estas alterações podem de facto melhorar a voz a cantar, uma vez que uma estrutura de suporte mais óssea na laringe suporta melhor a tensão nas pregas vocais. Se compararmos a voz com um piano, por exemplo, as cordas de um piano são fixadas em postes de metal solidamente ancorados em cada extremidade. Isto permite que as cordas de um piano se mantenham afinadas e façam um som previsível. Em idades mais jovens, quando a cartilagem flexível suporta as pregas vocais, há uma maior probabilidade de imprevisibilidade, mas com suportes mais rígidos e ossudos, é lógico que a voz poderia desempenhar de forma mais fiável.

Outras mudanças na meia-idade podem ser menos benéficas para a voz. Estas alterações relacionadas com a idade afectam os tecidos moles: atrofia: desperdício de células, distrofia: mau funcionamento das células, edema: inchaço devido à acumulação excessiva de fluidos nos tecidos Como vários músculos e tecido conjuntivo nas pregas vocais atrofiam ou degeneram com a idade, pode tornar-se mais difícil fazer a voz funcionar normalmente. Uma vez que o músculo tiroaritenóide ajuda a controlar o tom, intensidade e registo, qualquer perda de função nesse músculo terá um efeito adverso no desempenho vocal. Algumas células tornam-se distróficas com a idade e já não desempenham as suas tarefas normais. As fibras musculares perdem a sua capacidade de obedecer a impulsos nervosos que lhes dizem para se contraírem. As células nervosas perdem a capacidade de transmitir correctamente os sinais neurais. Como resultado, a voz pode tornar-se fraca ou esvoaçar. Finalmente, o edema ou inchaço da cobertura da prega vocal interfere com a vibração normal das pregas, o que pode baixar a voz, ou causar aspereza.

ARTICULAÇÃO CONSONANTAL

As consoantes são classificadas de acordo com o tipo de articulação em paragens, fricativas, aficativas e desvios de corrente de ar.

1. **Pára :-** São caracterizados por paragem e libertação repentina da corrente de ar e requerem a oclusão completa dos articuladores envolvidos; os plosivos P e B são produzidos pelo fecho dos lábios para permitir a construção momentânea da corrente de ar, seguida de uma libertação repentina de explosivos, e t & d são produzidos pelo contacto da língua com o palato duro para parar a corrente de ar antes de a libertar subitamente; e os sons K são produzidos pela língua e palato mole fechando a cavidade oral ao mesmo tempo que o palato mole e a faringe fecham a cavidade nasal para parar a corrente de ar antes da libertação de plosivos.

2. **Fricativas: -** São produzidos pela corrente de ar a ser forçada através de articuladores frouxamente fechados ou por uma passagem estreita. Para os labiodentals f e v, o lábio inferior articula-se com os dentes anteriores maxilares para constringir a corrente de ar. O 'th' linguo-dentário é produzido pela articulação incompleta dos incisivos do lábio maxilar da língua para construir a corrente de ar. Os sibilantes s, z, zh, sh são produzidos pela lâmina da língua articulada com os aspectos laterais do palato duro, permitindo que a corrente de ar seja forçada através da ranhura criada no ápice da língua.

3. **Os Affricatives:-** j e chareproduced por uma combinação de paragem e fricção, realizada pela articulação da língua e palato duro anterior .

4. **Desvios:-** Do fluxo de ar é caracterizado por uma paragem num ponto para permitir a fuga noutro. O m nasal é produzido pelos lábios ocluindo para selar a cavidade oral e permitir a emissão através do nariz.   O n nasal é produzido pela articulação da língua e do palato duro fechando a cavidade oral enquanto o som escapa através da cavidade nasal. O ng nasal é produzido pela língua e pelo palato mole fechando a cavidade oral para permitir a emissão nasal. Para o "l" lateral, o ápice da língua exclui a porção anterior da cavidade oral, enquanto o som escapa através das porções laterais.

CONSOANTES INGLESAS: - A SUA POSIÇÃO E MODO DE PRODUÇÃO

A produção de consoantes inglesas e envolve seis válvulas abaixo:-

1. Bilabial
2. labiodental
3. Linguodental
4. Lingeoalveolar
5. Linguopalatal

6. Linguovelar

Das seis válvulas acima referidas, cinco são afectadas pela posição dos dentes:-

I. **Sons Bilabiais: -** Os sons b, p e m são feitos por contacto dos lábios (como mostrado na Fig. 6). O suporte insuficiente dos lábios pelos dentes e/ou pela base da dentadura pode causar estes sons defeituosos. Portanto, a posição anterior-posterior dos dentes anteriores e a espessura do flange labial podem afectar a produção destes sons como uma dimensão vertical incorrecta de oclusão (VDO) ou o posicionamento dos dentes que dificulta o fecho correcto dos lábios, podendo influenciar estes sons.

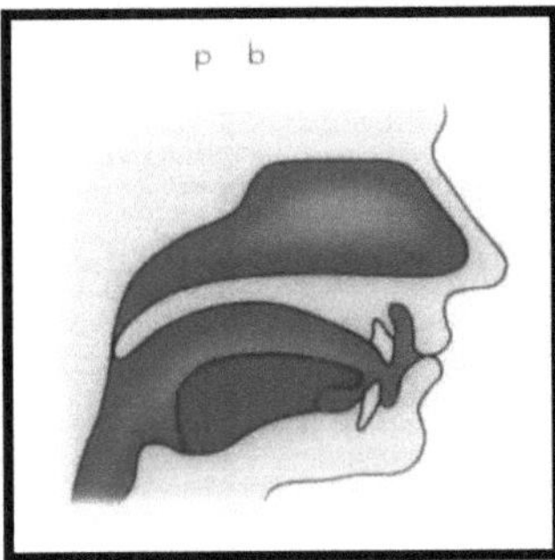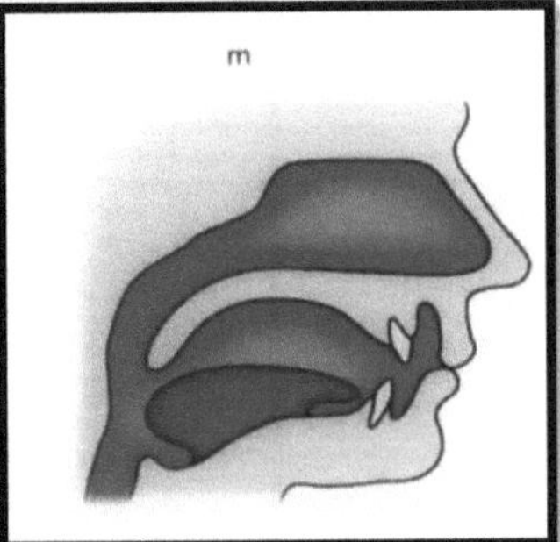

Fig. 6: Sons bilabiais

II. **Sons labio-dentários:** - Os sons lábio-dentários f e v são feitos entre os incisivos superiores e o centro lábio-lingual até ao terço posterior do lábio inferior (como mostrado na Fig.7). Se os dentes anteriores superiores forem demasiado curtos (colocados demasiado alto), o som do V será mais como um 'f'. Se forem demasiado longos (colocados demasiado para baixo), o f soará mais como um v. Se os dentes superiores tocarem no lado labial do lábio inferior enquanto estes sons são feitos, os dentes superiores estão demasiado para trás na boca. Nesta situação, a relação do interior do lábio inferior com as superfícies labiais dos dentes deve ser observada enquanto o paciente está a falar. Se o lábio inferior cair para longe dos dentes inferiores durante a fala, os dentes anteriores inferiores estão muito provavelmente demasiado afastados da boca. Se, por outro lado, forem feitas impressões das superfícies labiais dos dentes anteriores inferiores na mucosa do lábio inferior, ou se o lábio inferior tender a levantar a dentadura inferior, os dentes inferiores estão provavelmente demasiado para a frente, o que significa que os dentes superiores também estão demasiado para a frente.

Se os dentes anteriores superiores forem colocados demasiado atrás na boca, entrarão em contacto com o lado lingual do lábio inferior quando os sons f e v forem feitos. Isto também pode ocorrer se os dentes anteriores inferiores forem demasiado para a frente em relação ao rebordo residual inferior.

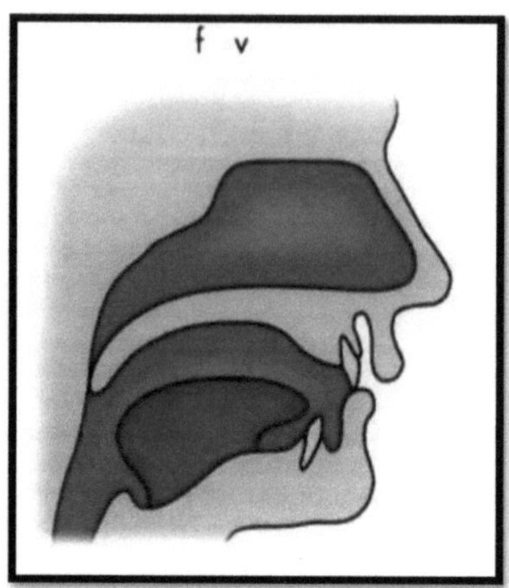

Fig. 7: Sons labio-dentários

III. Sons Linguodentários:-

Os   sons dentários (ex. Th) são feitos com a ponta da língua a estender-se ligeiramente entre os dentes anteriores superiores e inferiores (como mostrado na Fig. 8). Este som é na verdade feito mais próximo do alvéolo (o cume) do que da ponta dos dentes. Observação cuidadosa da quantidade de língua que pode ser vista com as palavras - isto, aquilo, estes e aqueles fornecerão informação sobre a posição lábio-lingual dos dentes anteriores. Se cerca de 3mm da ponta da língua não for visível, os dentes anteriores estão provavelmente demasiado para a frente, ou pode haver uma sobreposição vertical excessiva que não permite espaço suficiente para a língua se projetar entre os dentes anteriores. Se mais de 6mm da língua se estender entre os dentes quando tais sons são feitos, os dentes são provavelmente demasiado linguais.

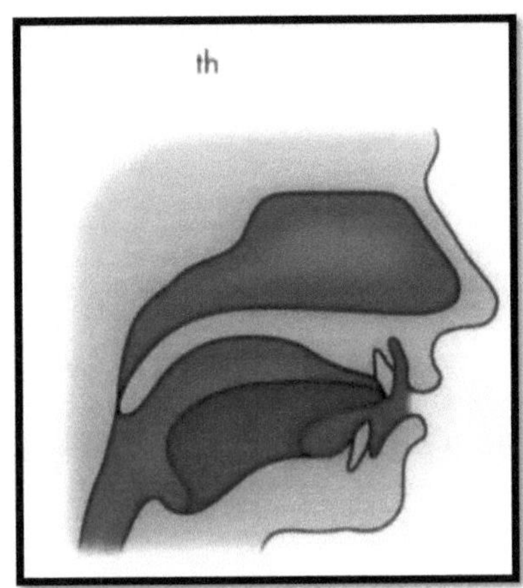

Fig. 8: Sons linguodentários

IV. Sons Linguoalveolares:-

Os   sons alveolares (ex. t, d, s, z, v & l)são feitos com a válvula formada pelo contacto da ponta da língua com a parte mais anterior do palato (o alvéolo) ou os lados linguais dos dentes anteriores (como mostrado na Fig. 9). Os sibilantes (sons agudos) s, z, sh, ch & j (sendo o ch & j os aflorantes) são sons alveolares, porque a língua e o alvéolo formam a válvula de controlo. As observações importantes quando estes sons são produzidos são a relação dos dentes anteriores uns com os outros. Os incisivos superiores e inferiores devem aproximar-se de ponta a ponta, mas não tocar. Uma frase como "fui à igreja para ver o juiz" fará com que o paciente utilize estes sons críticos, e a posição relativa das bordas incisais proporcionará uma verificação do comprimento total dos dentes superiores e inferiores (incluindo a sua sobreposição vertical).

Uma falha na aproximação da aresta incisal exactamente de ponta a ponta indica um possível erro na anterior de sobreposição horizontal dos dentes anteriores.

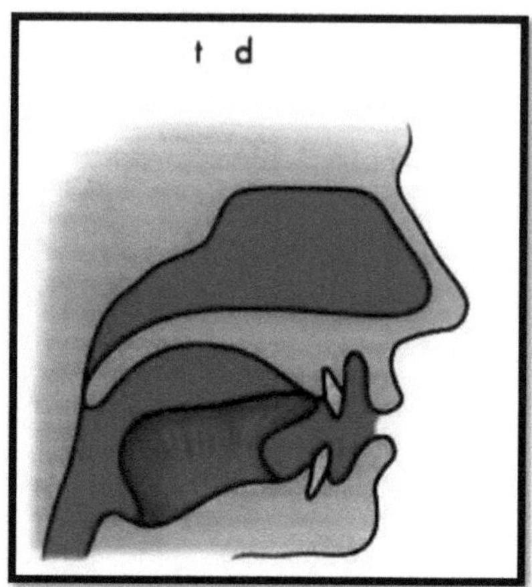

Fig. 9: Sons Linguoalveolares

O 'S' SOM

De um ponto de vista dentário, o som S é o mais interessante.   Este é o caso porque a sua articulação é principalmente influenciada pelos dentes e pela parte palatina da prótese maxilar (como mostra a figura 10). A experiência clínica sugere que o s e t pode causar a maioria dos problemas sugere que o s e t pode causar a maioria dos problemas num contexto protético. Em quase todas as línguas do mundo, o S é um som de fala comum. A variação inter individual nos detalhes articulatórios pode ser grande devido à variação individual nos dentes, palato, maxilar inferior e forma e tamanho da língua. No entanto, as seguintes propriedades fonéticas são comuns a todos os sons S.

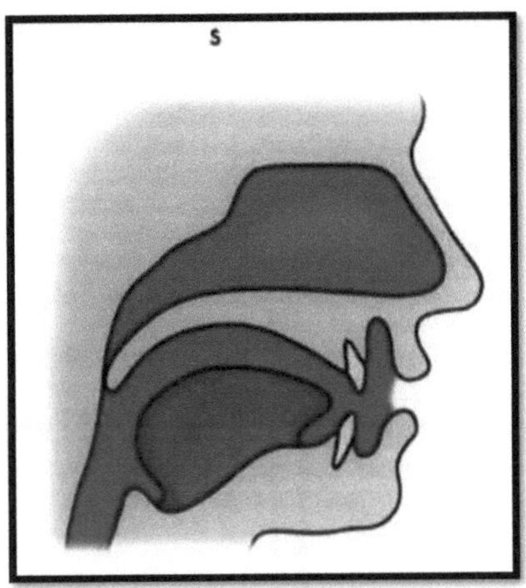

Fig. 10: Som 'S'.

Características Linguopalatinas e Articulatórias :-

1. A ponta da língua é colocada muito à frente, vindo mas nunca tocando nos incisivos frontais superiores.
2. A ranhura sagital é feita na parte superior frontal da língua, com uma pequena secção transversal.
3. O dorso da língua é plano.
4. Normalmente, a mandíbula avança e sobe, com os dentes quase em contacto.

Características auditivas

1. O som é bastante alto, com uma qualidade leve, sibilante (aguda).

   O som S pode ser considerado como sons de fala dentários e alveolares porque são produzidos igualmente bem com posições de língua demasiado diferentes, mas pode haver algumas variações mesmo por detrás do alvéolo. A maioria das pessoas faz o som S com a ponta da língua contra o alvéolo na área da ruga, mas com um pequeno espaço de ar para escapar entre a língua e o alvéolo. O dorso anterior da língua forma uma ranhura estreita perto da linha média, com uma secção transversal de cerca de 10mm2. O tamanho e a forma deste pequeno espaço determinará a qualidade do som. Parte do som sibilante é gerado quando os dentes estão a ser atingidos por um jacto de ar concentrado. Se a abertura for demasiado pequena, resultará num assobio. Se o espaço for demasiado amplo e fino, o som S será desenvolvido como sh, um pouco como um apito. A causa frequente de apitos indesejados com dentaduras é uma forma de arco posterior demasiado estreito.

A   criação de um s aguçado requer precisão do sistema de controlo direccionamento do jacto de ar. Mesmo pequenos desvios de apenas 1mm irão influenciar a qualidade. Por exemplo, se a ponta da língua tocar nos dentes frontais superiores, o resultado será um som agudo.

V. Sons Linguovelar:-

Os sons verdadeiramente palatinos (por exemplo: ano, ela, insígnia e cebola) apresentam menos problemas para a prótese dentária. Os sons de velar (k, g e ng) não têm efeito sobre as dentaduras, excepto quando a extensão posterior do selo palatino invade o palato mole.

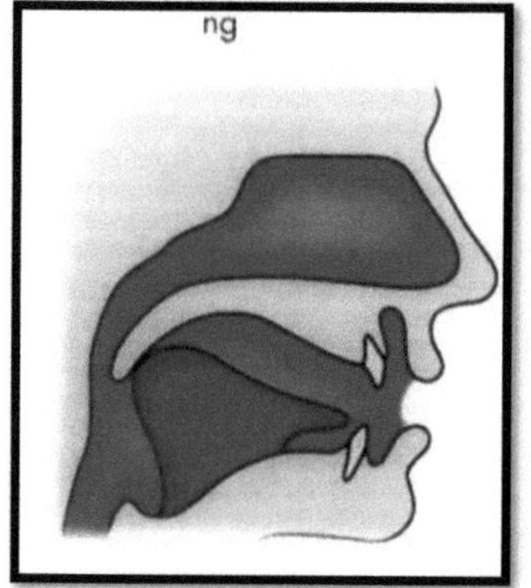

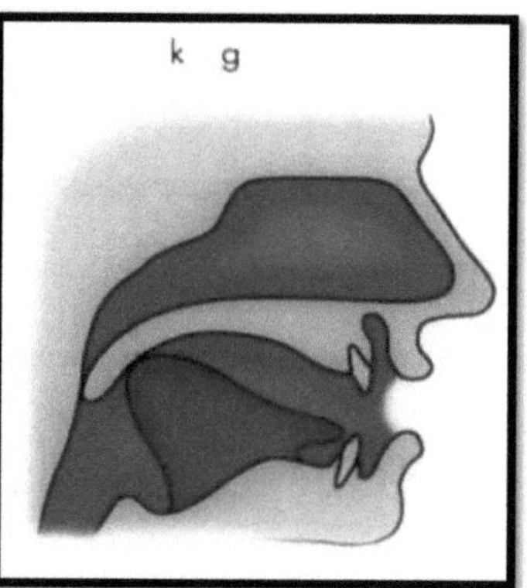

Fig. 11: Sons Linguoalveolares

Hipernasalidade e diminuição da inteligibilidade da fala podem resultar de defeitos congénitos ou adquiridos do mecanismo velofaríngeo. Os défices velofaríngeos podem resultar de malformações congénitas (tais como palato fendido), aberrações de desenvolvimento (tais como palato duro curto ou mole, ou nasofaringe profunda), défices neurológicos adquiridos, ou a ressecção cirúrgica de doenças neoplásicas.

CLASSIFICAÇÃO E ETIOLOGIA

As   deficiências velofaríngeas podem ser classificadas com base na fisiologia e/ou integridade estrutural. Insuficiência palatal e incompetência palatal. A insuficiência palatal refere-se a pacientes com comprimento inadequado do palato duro e/ou mole para afectar o fecho velofaríngeo, mas com movimento dos tecidos restantes dentro dos limites fisiológicos normais. O defeito é secundário a uma limitação estrutural. Os pacientes com aberrações congénitas e de desenvolvimento e defeitos do palato mole adquiridos cairiam nesta classificação. A incompetência palatal refere-se a pacientes com estruturas veloparíngeas essencialmente normais, mas o mecanismo intacto é incapaz de afectar o fecho velofaríngeo. Os doentes com doenças neurológicas, tais como a poliomielite bulbar ou a miastenia gravis, ou défices neurológicos secundários a acidentes cerebrovasculares ou lesões da cabeça fechada, estão incluídos nesta categoria.

Considerações Gerais

O mecanismo velopharyngal é uma válvula precisamente coordenada formada por vários grupos musculares. Em repouso, os cortinados do palato mole descem de modo a que a faringe oral e a nasofaringe sejam abertas e acopladas, permitindo uma respiração normal através das passagens nasais. Classicamente, quando é necessário o fecho velofaríngeo, o meio de um terço dos arcos moles para cima e para trás para contactar a parede posterior da faringe ao nível ou acima do nível do plano palatal. As paredes laterais faríngeas movem-se medialmente para contactar as margens do palato mole ao nível ou ligeiramente abaixo do nível do toro tubário, e a parede faríngea posterior pode mover-se anteriormente para facilitar o contacto com o palato mole elevado. É necessário um encerramento velopharngeal completo, ou quase completo, para a deglutição normal e a produção de alguns sons da fala, tais como plosivos. Para outros fonemas, tais como vogais e consoantes nasais, a porta velofaríngea será aberta em vários graus.

Métodos anteriores de avaliação

Estudos aerodinâmicos e de fluxo de ar, análises radiográficas de plano lateral e frontal, análises espectrográficas e de coordenação, observação directa através de instrumentos de grandes defeitos faciais para observação oral directa, estudos vídeo fluoroscópicos e nasoendoscópicos, dissecções mais anatómicas, análises electromiográficas, e inervação neurológica.

Métodos actuais de avaliação

Muitos estudos actuais têm empregado a utilização da fluoroscopia vídeo multi-vista, endoscopia nasal e técnicas de gravação do fluxo de ar nasal para estudar a fisiologia do complexo velofaríngeo durante as funções de fala e não fala. Vários estudos combinaram mais do que um destes métodos de avaliação. Estas metodologias são únicas na medida em que a avaliação pode ser conduzida com pouco ou nenhum impacto sobre a fisiologia da região.

As preocupações do dentista sobre onde posicionar os seis dentes anteriores inferiores podem ser grandemente minimizadas porque os pacientes, quando falam, dizem isto numa sinfonia de movimento mandibular e não em palavras vocais.

Ao registar e interpretar certos movimentos mandibulares da fala, o paciente revela sete factos informativos que estão directamente relacionados com o restabelecimento da posição original do dente mandibular, a nitidez fonética, e a harmonia oclusal.

Estes são:-
1. A sobreposição vertical.
2. Sobreposição horizontal,
3. Antiga exposição dos dentes anteriores inferiores,
4. Antiga classe de oclusão.
5. Dimensão vertical máxima utilizável.
6. Um índice preciso para orientação incisal e
7. A altura máxima da cúspide que pode ser utilizada.

Qual o movimento mandibular a registar?

Os graus de movimento e a intimidade dos dentes uns com os outros durante a fala variam consideravelmente, e esta variação depende da velocidade e do volume dos efeitos desejados da fala. No entanto, existem sempre duas condições durante a fala. A primeira é que os dentes inferiores devem mover-se para baixo da sua posição oclusal cêntrica. Este movimento deve ser suficiente para evitar qualquer contacto dentário durante a fala. Segundo, ao pronunciar repetidamente a letra "S", a mandíbula assume a sua posição de fala mais avançada, e os dentes anteriores estão na sua relação mais íntima um com o outro. Neste momento, as bordas incisais dos dentes inferiores, com um espaço de cerca de 1,0 mm, entre eles. Numa percentagem justa de pacientes, contudo, não há praticamente nenhum movimento da mandíbula para a frente e este facto é tão importante e informativo como qualquer movimento mensurável.

Para registar qualquer movimento direccional, deve haver pelo menos dois pontos de controlo. A relação oclusal cêntrica é um controlo e a posição "S" é utilizada para o outro. Ao definir as arestas incisais dos dentes inferiores para esta relação "S" funcional, é automaticamente feito um registo da extensão dos movimentos para baixo e para a frente a partir da posição oclusal cêntrica. Com alguns, estes movimentos são grandes , com outros são surpreendentemente pequenos. É a extensão destes movimentos, indicada pela diferença entre a posição "S" e a sua posição em oclusão cêntrica, que é a chave para estes sete valores.

Fonética melhorada na construção da dentadura:-

A literatura em prótese dentária foi revista e os métodos anteriores para melhorar a fonética foram avaliados.

1. **Snow,** depois de observar muitos moldes de dentições naturais, salientou que um traçado que começou na abóbada e passou sobre a área alveolar lingual até à borda incisal do incisivo maxilar formava sempre uma curva inversa. Recomendou o espessamento e contorno da área lingual até aos colarinhos dos incisivos superiores da dentadura, a fim de reproduzir esta curva inversa, e manteve que esta reprodução facilitava a pronúncia de S e SH.

2. **Landa** utiliza os sons labio dentários (F e V) como coadjuvante da disposição dos dentes anteriores do maxilar. Ele acredita que os dentes devem ser dispostos de modo a que estes fricativos possam ser pronunciados fácil e naturalmente. Landa afirma também que a dimensão vertical adequada é a chave para uma pronúncia adequada de S e SH.

3. **Sears** relata que a pronúncia S mais clara resultará da formação da área da crista mediana anterior de acordo com o tipo de língua. Ele recomenda fazer um sulco nesta área para a língua larga com um ligeiro sulco mediano e a construção de uma crista nesta área para a língua com um sulco mediano profundo. Sears também defende a realização de um palatograma em pacientes cujo sulco mediano da língua não coincide com a linha mediana.

4. **Pound** acredita que todo o aspecto linguístico da dentadura maxilar deve ser contornado para simular o paladar normal, se se pretende alcançar uma fonética adequada. A língua desempenha um papel importante na fala. Ela muda de posição e forma para a pronúncia de cada uma das vogais, e é o principal articulador para as consoantes. Ao pronunciar as consoantes, a língua contacta várias porções dos dentes, o rebordo alveolar, e o palato duro. Uma vez que estas estruturas são substituídas ou cobertas pela dentadura, foi básico para o estudo saber exactamente quais as porções destas estruturas que são normalmente contactadas pela língua na pronúncia de uma dada consoante. Para o conseguir, foram

feitos palatogramas para incorporar uma variedade máxima de disposição dentária, oclusão dentária, tamanho do arco, forma de abóbada, e profundidade da abóbada.

5. A área mais sensível à espessura é a área alveolar anterior, de cúspide a cúspide. Uma adição de 1 mm, espessura nesta área tornou a fala embaraçosa e indistinta, e uma espessura adicional de 1 mm na área alveolar posterior tornou a fala embaraçosa mas não indistinta. Toda a área da abóbada podia ser espessada até à linha de traçado palatino da língua sem interferir com a fala.

O método de falar na medição da dimensão vertical:-

A medição exacta da dimensão vertical natural é mais essencial na prática bem sucedida de muitas fases da medicina dentária.   Descobriu-se que a maior causa de dificuldades na dentadura total é a incapacidade de duplicar a dimensão vertical normal. Na reconstrução oclusal, muitos bons dentistas descobriram, através da experiência, que o aumento da dimensão vertical para pacientes com dimensão vertical supostamente encurtada acabou em fracasso.

6.Também está cientificamente provado pelo método de fala que a dimensão vertical não deve ser aumentada. Os dentistas que reconstruem a oclusão dos pacientes irão geralmente descobrir que as falhas podem ser evitadas ao completar o tratamento sem o aumento da dimensão vertical. Se esta dimensão deve ser aumentada, este tratamento deve ser baseado em provas científicas e não na opinião do operador.

O Método da Fala

O paciente está sentado numa posição vertical sem o uso do apoio de cabeça, com os olhos para a frente, e a superfície oclusal dos dentes posteriores superiores paralela ao chão. A medição é feita em condições idênticas de postura e vigor de fala. A cabeça não deve inclinar-se para a frente ou para trás e o paciente deve falar rapidamente de forma calma e descontraída. Deve ser feita uma observação particular de que o paciente não controla conscientemente o movimento da mandíbula, uma vez que qualquer variação em relação ao normal pode afectar as medições.

Orientar o paciente para fechar em oclusão cêntrica, com os dentes superiores e inferiores juntos em contacto oclusal máximo. Desenhar a linha de oclusão cêntrica com lápis afiado num dente anterior inferior ao nível horizontal do bordo incisal do dente anterior superior oposto.

Peça ao paciente para dizer "sim" e enquanto o som fonético s está a ser pronunciado, desenhe a linha de fala mais próxima no mesmo dente anterior inferior ao nível horizontal da borda incisal superior. A distância entre a linha de oclusão cêntrica (linha inferior) e a linha de fala mais próxima (linha superior) é chamada o espaço de fala mais próximo. Este espaço de fala mais próximo é a medida da dimensão vertical.

Em alguns pacientes, a mandíbula avançará durante a pronúncia de alguns ou todos os sons da fala. Este movimento para a frente não afectará a precisão da medição porque o mesmo movimento ocorre, e a distância vertical entre as linhas é sempre remensurada da mesma maneira com dentes naturais e artificiais.

8.O espaço de fala mais próximo pode variar de acordo com a situação. Na série de pacientes examinados, as medições variaram de 0 a 10 mm, o que prova que não existe "uma média" na medição da dimensão vertical. A medição deve ser feita com precisão, pois verificou-se que o aumento da dimensão vertical apenas um milímetro causará desconforto ao paciente.

9.O espaço de fala mais próximo foi encontrado como constante em cada indivíduo. Sente-se que o espaço de fala mais próximo deve ser constante ao longo da vida. Esta crença pode ser explicada pela "toda ou nenhuma lei" da fisiologia muscular, que afirma que cada fibra muscular está em contracção máxima durante o estímulo da função. Como este sistema de medição da dimensão vertical se baseia na função fisiológica dos músculos enquanto utilizados na fala em condições semelhantes, o mesmo nível da mandíbula é causado pela função máxima das fibras musculares específicas envolvidas.

Dos 44 sons fonéticos da língua inglesa, um ou mais dos seis sibilantes s, z, sh, ch, e j em palavras como yes, buss, fish, measure, church and judge são os sons que causam o nível mais próximo da mandíbula do maxilar enquanto se fala. Nos casos excepcionais em que outros sons causaram o nível mais próximo, verificou-se que os sibilantes causaram um nível constante e preciso da mandíbula em relação ao maxilar. Os restantes 44 sons fonéticos causaram espaços maiores entre a mandíbula e o maxilar. Isto não era constante nem preciso e não podia ser considerado como um guia para a medição da dimensão vertical. O espaço de fala mais próximo, tal como medido na dentição natural, deve ser reproduzido em dentaduras completas após a perda dos dentes naturais restantes.

É sempre aconselhável medir o espaço de fala mais próximo de todos os pacientes com prótese dentária completa pelo menos uma vez por ano até se descobrir que existe um fim ao desconforto e talvez ao encolhimento alveolar ou ao desgaste dos dentes artificiais.   Se o espaço de fala mais próximo permanecer constante na prótese total, é simples duplicar esta mesma dimensão vertical ao registar a relação maxilo-mandibular de novas próteses, com a ajuda adicional de pontos de tatuagem nas cristas alveolares.

O espaço de fala mais próximo para medir a dimensão vertical neste método de fala não deve ser confundido com o espaço de forma livre do método de relação cêntrica. O espaço de via livre estabelece a dimensão vertical quando os músculos envolvidos estão em completo repouso, e a mandíbula está na sua posição de repouso. O espaço de fala mais próximo mede a dimensão vertical quando a mandíbula e os músculos envolvidos estão na plena função activa da fala.

áreas clássicas de desdobráveis de voz (Debbie Sell)

Perturbações	Classificação
→ Distúrbios de articulação	Fonética Fonológico
Distúrbios de ressonância da fala	Hipernasalidade e.g. insuficiência velofaríngea Hiponasalidade Nasalidade mista
Distúrbios de Fonação / respiração	Orgânic o)(Congénito, por exemplo)(anomalias estruturais)(Adquirido Funcional/psicogénico, por exemplo, abuso vocal e nódulos vocais, falsete mutante
Perturbações combinadas de articulação, ressonância, fonação-respiração Deficiência auditiva Anormalidade craniofacial Traqueostomia de longo prazo Gaguez	

DEFEITOS DO APARELHO DA FALA
Disartria e Disfaxia:-

A disartria refere-se à fala distorcida causada por lesões do SNC que tornam as coordenações necessárias para a fala muito difíceis. As línguas podem ser tufosas; os lábios podem tremer tremuladamente, a mandíbula pode não se mover a tempo ou mais lateralmente; a laringe pode ser arrancada do lugar; o peito pode estar a expandir-se como na inalação no preciso momento em que a criança está a tentar a fala.

Dispraxia/apraxia:-

É uma perturbação da capacidade de programar voluntariamente a produção e sequenciação de sons da fala.Apraxia é uma perturbação dos padrões de movimento emocional.

A dispraxia e a apraxia, portanto, são problemas motores da fala, não da linguagem, embora possam coexistir com uma linguagem atrasada ou desviante.

Afasia

O termo "Afasia" refere-se à perda da fala. Pode incluir deficiências na leitura, escrita, gesticulação, cálculo, desenho, bem como na fala. No que respeita à fala, estas crianças encontram dificuldade em formular os seus pensamentos em palavras, em expressá-los verbalmente, ou em compreender o que os outros estão a dizer.

PERTURBAÇÕES DE ARTICULAÇÃO

Classificação das perturbações de articulação

Dois grupos podem ser identificados

1. Perturbações fonéticas
2. Perturbações fonológicas

1. Perturbações fonéticas

Uma perturbação que leva a uma deficiência da fala a nível fonético, envolve uma incapacidade ou dificuldade na produção física da fala. O sistema sonoro fonológico pode ou não ser completo. Há algum tipo de distorção física na produção do som. Um exemplo comum é a variação ouvida na produção de /r/ou/s/ sons de fala, uma perturbação fonética é geralmente o resultado de uma deficiência orgânica no mecanismo da fala, tal como uma anomalia estrutural, uma deficiência sensorial, ou uma deficiência do funcionamento neurofisiológico.

Dois tipos distintos de distúrbios fonéticos que se distinguem utilizando uma classificação médica são a dispraxia articulatória e a disartria.

A dispraxia articular ocorre quando a criança sabe o que quer dizer mas demonstra grande dificuldade em conseguir a pronúncia pretendida. A sequência coordenada controlada de movimentos articulatórios que é necessária, apresenta grandes dificuldades. A criança tem frequentemente um problema motor oral generalizado que afecta as actividades orais que não são de fala, incluindo a alimentação. Não há paralisia, e a desordem distingue-se pela sua variabilidade, de modo que um movimento que possa estar a apresentar dificuldades numa ocasião pode ser realizado adequadamente noutra ocasião (Grunwell, 1982).

A disartria reflecte um envolvimento neuromuscular dos articuladores, caracterizado por fraqueza muscular e falta de controlo muscular. Há uma perturbação na execução dos padrões motores de fala e alimentação, devido à paralisia ou na coordenação da musculatura da fala. Isto é frequentemente observado em crianças com paralisia cerebral.

2. Perturbações fonológicas

Uma perturbação que leva a uma deficiência da fala a nível fonológico, envolve o uso de um sistema de padrões sonoros anormais, inadequados ou desorganizados. A criança é normalmente capaz de fazer movimentos articulatórios e a maior parte dos sons da fala podem ser facilmente desencadeados de forma isolada ou fala sem significado. Por outras palavras, a criança é capaz de fazer todos os sons necessários, mas tem dificuldade em organizar estes sons num sistema de sinalização de diferenças de significado. Por exemplo, um problema fonológico comum é aquele em que, ao falar, a criança só faz sons linguísticos num só lugar da boca, apesar da capacidade de produzir uma gama completa de movimentos da língua, e os sons individuais da fala, em isolamento. A habitual vasta gama de colocações linguísticas utilizadas na fala é reduzida a uma. Continuando o exemplo acima, se /s/k/t/ fossem todos produzidos na crista alveolar como a/d/som, isto resultaria na pronúncia das palavras mar, chave, chá, todas pronunciadas profundamente.   A criança teria, assim, um sistema de som severamente reduzido. A causa de uma deficiência fonológica não é totalmente compreendida, mas parece ser uma disfunção neurolinguística ao nível fonológico da representação cortical, e nível de organização da representação cortical, e organização do sistema linguístico (Grunwell, 1982).

Alguns pacientes têm estas perturbações apesar de terem audição normal, sem défice   neurológico, fisiológico ou anatómico   detectável.   A compreensão da fala é normal, a inteligência está dentro do intervalo médio, e a linguagem muitas vezes expressiva parece estar a desenvolver-se segundo linhas normais, embora isto seja difícil de avaliar, uma vez que as crianças têm frequentemente uma inteligibilidade reduzida.

É possível ter um distúrbio fonético ou fonológico, mas a maioria dos problemas de articulação são uma combinação dos dois,

AETIOLOGIA DAS PERTURBAÇÕES FONÉTICAS E FONOLÓGICAS

Os factores orgânicos e funcionais podem ser identificados como causas de distúrbios de articulação, embora muito frequentemente a etiologia seja desconhecida ou resultado de uma combinação de factores.

CAUSAS ORGÂNICAS

1. Desvios estruturais

Desvios estruturais da cavidade oral, tais como má oclusão, anormalidades da dentição, micro glossário ou macroglossário, laço de língua, impulso da língua e palato fendido reparado, podem ou não afectar a fala.

2. Impulso de língua

Muitas vezes o impulso da língua pode ser visto em associação com a respiração oral e amígdalas aumentadas, de tal forma que esta última pode ser um factor etiológico no desenvolvimento do impulso da língua (Hanson, Barnard e Case, 1969).   Isto pode ou não estar associado a um problema de articulação, mas quando o está, pode muito bem apresentar-se como um interdental /s/. Os sons /sz/ normalmente feitos no rebordo alveolar são produzidos com a língua entre os dentes, resultando no som / th/.

3. Gravata de língua ou anquilossídeo

Pensa-se muitas vezes que o laço de língua pode ser a causa de dificuldades de fala. A investigação não conseguiu provar uma relação positiva entre o laço de língua e as perturbações da fala, ou outras disfunções motoras orais (Bloomer, 1971). Na prática, é raro que um laço de língua seja a causa de uma dificuldade de fala.

Tipos de Erros

3 formas básicas de sons da fala podem ser mal articulados:-

1. Omissão de sons (oup para sopa)
2. Substituição de um som padrão por outro (thoup por sopa).
3. Distorção, substituição de som não standard por um standard (um slushy, unvoiced /l/for/s/).

Nem todos os fonemas são desarticulados com igual frequência. Esses sons são mais difíceis de pronunciar motoricamente, tais como /s/. /o/, /r/ & /l/, estão entre os mais frequentemente em erro. Os sons sibilantes - /s/, /z/, /f/ - parecem ser particularmente difíceis. Os distúrbios destes fonemas são chamados de lisps.

Os médicos reconhecem 5 tipos de lisps -

1. Frontal ou Interdental, caracterizado pela substituição do /o/ por /s/s/;
2. Lateral, que apresenta para a substituição de um /l/ não vocalizado, slushy /l/ para os sibilantes.
3. Uma lista ocluída: A substituição de /t/ som por /s/.
4. Substituição de / s/ por um snort nasal, uma lista nasal
5. Um assobio estridente e penetrante no lugar de sons sibilantes.

Avaliação das perturbações de articulação

Tradicionalmente, uma desordem de articulação era avaliada em termos de omissões, substituições, ou distorções dos sons da fala. Isto é agora considerado como um quadro inadequado, na medida em que considera cada som mal pronunciado separadamente e não um em relação ao outro. Em vez disso, o objectivo da análise fonológica é comparar os padrões de contraste utilizados no sistema da criança com os utilizados no sistema dos adultos.

PROBLEMAS DE ARTICULAÇÃO

Há três problemas básicos nas articulações:-

1. Na colocação correcta da língua
2. Substituições de glotal stops e fricatives
3. Nasalisation ou emissão nasal da maioria das consoantes

1. Na colocação correcta da língua:-

Os exercícios para aumentar a mobilidade da língua incluem sensibilizações da língua, curvar os lábios, levantar, abaixar, empurrar, arquear, bater, sustentar. Posturas, prensagem, raspagem, agitação e muitas outras. Estas não devem ser praticadas enquanto se prende a respiração, mas enquanto se sopra suavemente ar exprimido e não exprimido, se as formações para generalizar a fala.

2. Eliminação dos erros de paragem glótica:-

A utilização da paragem glótica ou de substituições fricativas requer um estado de tensão localizada da laringe. A parte de trás da língua deve ser levantada, e isto pode ser conseguido mais facilmente sobre os sons /k/ & /g/ pressionando com força o lábio da língua contra os dentes inferiores e fechando parcialmente os maxilares.

3. Diminuição da nasalidade e da emissão nasal:-

Para os fricativos, a utilização de largas aberturas de boca nas vogais seguintes ou de processo tende a diminuir a nasalidez. É importante, utilizar o treino habitual dos ouvidos para identificar a defectividade de um determinado som e contrasta-lo com o som correcto.

GESTÃO DAS PERTURBAÇÕES DE ARTICULAÇÃO

O foco da terapia nas perturbações fonológicas é facilitar a mudança dos padrões da criança, para que a criança possa ser ajudada a adquirir os contrastes fonológicos em falta juntamente com os movimentos motores necessários para os assinalar. O foco da terapia numa desordem fonética é dirigido à mecânica de articulação muitas vezes destinada a desenvolver movimentos compensatórios.

Directrizes de encaminhamento

As orientações gerais para o encaminhamento são as seguintes:-

1. A criança que se apresenta ao otorrinolaringologista sem palavras aos 20-24 meses.
2. A criança que não fala em frases aos 28 meses.
3. A criança que é ininteligível aos 3 anos ou mais.

PERTURBAÇÕES DE RESSONÂNCIA

Classificação das perturbações

As perturbações de ressonância podem ser classificadas em três tipos principais:-

1. Hipernasalidade.
2. Hiponasalidade.
3. Nasalidade mista.

1. Hipernasalidade (rhinolalia aperta, hiper rhinolalia, e nasalidade aberta):-

A ressonância hipernasal refere-se a um tipo de tom anormal caracterizado por ressonância nasal excessiva de sons vocalizados, particularmente vogais e consoantes vocalizadas. A base anatómico-fisiológica é a função velofaríngea defeituosa, resultando numa falha do porto velofaríngeo em atingir e manter um fecho suficiente. A fuga nasal e as queixas nasais estão frequentemente associadas à hipernasalidade.

A expressão "grimace" nasal refere-se à oclusão das nuaras por contracção do alae, e na sua forma mais severa, pode incluir também a testa, resultando em grimace facial. Ocorre como uma tentativa inconsciente de efectuar o fecho velofaríngeo.

A hipernasalidade e a fuga nasal associada à incompetência velofaríngea, é o principal tipo de perturbações de ressonância. Isto deve-se em parte à sua elevada associação com lábio e palato fendidos, e aos seus efeitos de longo alcance na fala e linguagem. É um problema complexo a gerir, e requer uma abordagem de equipa multidisciplinar que envolve frequentemente o cirurgião plástico, ortodontista, radiologista e terapeuta da fala.

2. Hiponasalidade (denasalidade, rhinolalia clausa, e nasalidade fechada):-

Isto refere-se à fala em que há redução ou ausência da ressonância nasal normal dos continuantes nasais e uma perda da assimilação nasal normal.

São definidos dois subtipos de hiponasalidade:-

a) Rhinolalia clausa posterior:-

Quando há uma obstrução na região posterior das cavidades nasais ou nasofaringe, o nasal / m,n,ng/som mais parecido com os seus equivalentes plosivos orais vocais /b, d, g/.

b) Rhinolalia clausa anterior, cul de sac:-

Este tipo de hiponasalidade é detectável quando todas as vogais e nasais são produzidas com uma ressonância de som abafado e oco, devido a uma obstrução na região anterior das cavidades nasais.

4. Nasalidade mista (rhinolalia mixta):-

Isto refere-se à coexistência de hiper e hipo-nasalidade e reflecte simultaneamente incompetência velofaríngea e obstrução nasal. Há uma ressonância flutuante, que o ouvinte percebe como anormal.

AETIOLOGIA DAS PERTURBAÇÕES DE RESSONÂNCIA

A etiologia pode ser amplamente classificada como orgânica ou funcional. As causas orgânicas incluem anomalias estruturais, congénitas, ou condições neurológicas adquiridas. Os factores funcionais incluem má aprendizagem, hábito, imitação, má motivação, imaturidade, ou uso impróprio dos articuladores.

CLASSIFICAÇÃO

1. Orgânico
2. Hipernasalidade:-
   - História do palato fendido reparado
   - Fenda palatina submucosa
   - Fenda palatina oculta
   - Palato mole de curta duração congénita
   - Grande nasofaringe
   - Pós adenoidectomia
   - Trauma
   - Perda auditiva severa
   - Após osteotomia facial média
   - Deficiência neuromuscular, por exemplo, paresia palatal,
   - Paralisia cerebral
3. Hiponasalidade:-
   - Septo nasal desviado
   - Lesão de ocupação de espaço
   - Construção de uma aba faríngea
4. Nasalidade mista:-
   Combinação de etiologias de hiper e hiponasalidade :-
   - Funcional
   - Hábito
   - Imitação   e Hiponasalidade
   - Má motivação
   - Má aprendizagem

   - Posturas de língua inapropriadas
   - Grau de abertura   Hipernasalidade
   - Taxa de discurso

GESTÃO DA RESSONÂNCIA HIPERNASAL

O terapeuta da fala contribui para um diagnóstico diferencial que identifica os factores orgânicos, funcionais e outros factores contribuintes e recomenda a terapia quando apropriado.

A fonoaudiologia pode ser suficiente em alguns casos, mas se for necessária uma cirurgia, esta deve ser sempre apoiada por uma avaliação da fonoaudiologia pré e pós-operatória.

Na incompetência velofaríngea, onde a desordem é puramente de ressonância, a terapia da fala não tem êxito (McWilliams, 1983). A intervenção cirúrgica é indicada, embora a obturação possa ser um método alternativo de gestão.

No entanto, quando a incompetência velofaríngea está associada a outros problemas de articulação, há um caso de terapia da fala dirigida como estes enquanto se aguarda a avaliação e cirurgia definitivas. De facto, por vezes um curso de terapia, destinado a eliminar padrões de língua errados, pode ser um precursor essencial para permitir a avaliação precisa do mecanismo do esfíncter na endoscopia.

A terapia da fala é apropriada quando o encerramento no esfíncter velofaríngeo é conseguido em alguns sons, mas não em outros. Aqui, o hábito pode ser um factor.

Isto possivelmente ajuda ao relaxamento do músculo palatoglosso que, por sua vez, pode permitir que o palati do levador seja mais eficiente. Encoraja o relaxamento da língua dorsal, reduzindo assim a hipernasalidade através do aumento da patência oral. Esta ajuda por si só pode ser suficiente, mas pode ser necessário melhorar o defeito do timing com a ajuda de uma ajuda visual da fala. Isto proporciona um feedback visual imediato do movimento do palato mole na terapia

HIPERNASALIDADE ADQUIRIDA

É uma condição quando uma criança aparentemente normal desenvolve fala hipernasal após adenoidectomia. A nasalidade excessiva e a fuga nasal podem desenvolver-se temporariamente, mas isto geralmente não persiste por mais do que alguns dias ou semanas, no máximo.

Quando, no entanto, houver um défice no mecanismo de valvula velopharygeal, e as adenoides forem removidas, a hipernasalidade persistirá. A avaliação e gestão desta desordem são então indicadas. Deve tentar-se um breve período de terapia, com o objectivo de encorajar ou ressonâncias e prevenir o desenvolvimento de dor nasais. Normalmente, esta condição responde mal à terapia. São então instigadas investigações objectivas, e a cirurgia é frequentemente indicada.

Estes pacientes em maior risco para este resultado pós adenoidectomia são aqueles em que existe um historial de palato fendido, palato submucoso, palato curto congénito, nasofaringe grande, défices motores, ou cicatrizes de amigdalectomia produzindo um palato rígido e imóvel. A adenoidectomia deve ser activamente evitada nestes casos. Foram descritos possíveis factores de previsão de incompetência (Mason, 1973; Morris, Krueger e Bumsted, 1982). Declararam que a evidência de qualquer anomalia estrutural ou neurológica das estruturas velofaríngeas, história familiar de lábio leporino, palato fendido, insuficiência velofaríngea congénita, ou doenças relacionadas, especialmente a nasalização, e fugas nasais durante a alimentação na infância parecem ser todas relevantes.

HIPERNASALIDADE FUNCIONAL

A terapia da fala é apropriada quando não se encontra um défice orgânico demonstrável, e a causa é uma aprendizagem deficiente ou factores psicológicos (Peterson, 1975).

HIPONASSALIDADE

A hiponasalidade é quase sempre de base orgânica, embora ocasionalmente possa ter uma base funcional, tal como a imitação ou o hábito. Por exemplo, a voz pode continuar a ser hiponasal após a amigdalectomia ou adenoidectomia. A terapia pode ser indicada.

PERTURBAÇÕES DE FONAÇÃO:-

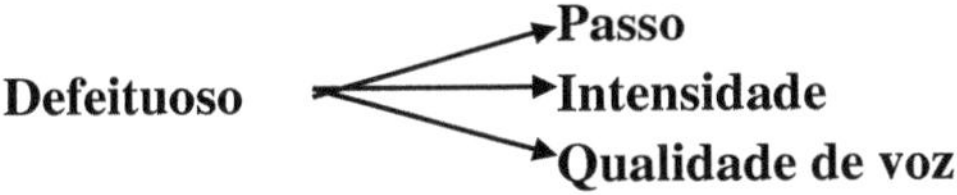

Intensidade defeituosa:-

3 grandes perturbações em que o problema básico é a incapacidade de produzir qualquer voz ou de ser capaz de telefonar suficientemente alto para ser compreendido.

1. Aphonia : Refere-se à perda total da voz
2. Disfonia : Incapacidade parcial ou intermitente de telefonar

Estes estão ainda divididos em:-

1. Aphonic histérico
2. Spastic dysphonic
3. Phonasthnia - voz que é muito suave / fraca

1.Afonia histérica: - Esta desordem, a perda de voz devido ao stress emocional, começa normalmente de repente. Os psicólogos clínicos classificam a afonia funcional como um distúrbio de conversão, uma neurose em que a ansiedade se converte num sintoma físico - cegueira, surdez, paralisia, perda de voz. Apesar da ausência de anormalidade física, a pessoa afectada acredita genuinamente, não pode ver, ouvir, andar ou falar.

2 . Disfonia espástica: - Esta desordem é uma mistura de afonia e um sussurro treinado, tenso e vocalizado. Soa como um discurso tenso de alguém que realiza enormes esforços musculares e tenta falar ao mesmo tempo

Estudos recentes parecem indicar que pode reflectir lesões neurológicas e provavelmente no tracto piramidal do cérebro e que pode estar relacionado com a síndrome do tremor essencial.

3. vozes fracas: - Phonasthenia refere-se à voz que é demasiado pequena e fraca para carregar cargas normais de comunicação. Muitas razões patológicas para tais perturbações são comuns, e são frequentemente acompanhadas de respiração, rouquidão ou rouquidão.

As perturbações da voz são classificadas etiologicamente em orgânicas ou funcionais.

<u>Etologia das perturbações vocais</u>

1. Perturbações orgânicas:-

1. Congénitos: - Estes incluem estenose, teia, paralisia da prega vocal, cisto laríngeo, defeitos cromossómicos, distúrbios neurológicos (Aronson, 1985).

2. Adquirido: - Estes incluem doença neurológica, papilomata, inflamação, ou trauma, particularmente intubação a longo prazo, resultando em estenose adquirida, formação de teia, ou fixação de cricoarytenoides. Ocasionalmente, a candidíase laríngea pode complicar a terapia com esteróides para a asma.

2. Perturbações psicogénicas ou funcionais:-

Este termo é utilizado quando o grau de patologia, se existir, é desproporcionadamente pequeno em comparação com a gravidade do problema da voz. As pregas vocais parecem geralmente normais, ligeiramente inflamadas, ou não conseguem adestrar completamente como na curvatura.

Os músculos extrínsecos e intrínsecos da laringe são tão sensíveis ao stress emocional que a sua sobre-contracção pode ser observada, resultando numa tensão mensurável nos músculos do tracto vocal (Berry et al., 1982) e nas perturbações hiperfuncionais da voz (Aronson, 1985). Todo o tracto vocal está frequentemente envolvido, de modo que a forma dos ressonadores supralaríngeos é aberrante e a pressão de ar inadequada é característica (Berry et al., 1982). Portanto, parece haver uma relação entre disfonia funcional, tensões músculo-esqueléticas, e factores ambientais.

GESTÃO DE DOENÇAS ORGÂNICAS

A traqueostomia, os procedimentos laríngeos reconstrutivos, que visam melhorar as vias aéreas, são o objectivo principal.

Por vezes, se a gestão cirúrgica deixar uma margem livre áspera nas pregas vocais, por exemplo após a remoção dos papilomas, a disfonia pode persistir e a terapia de voz é defendida (Prater e Swift, 1984).

GESTÃO DE PERTURBAÇÕES FUNCIONAIS

A terapia visa eliminar os abusos vocais, atender aos problemas de personalidade e ambientais, e assim reduzir os factores de stress que criaram os padrões de abuso vocal, e quando apropriado, trabalhar directamente na modificação dos parâmetros vocais individuais.

Programa de comportamento cuidadosamente estruturado que se estende ao ambiente doméstico da criança, à escola e aos clubes.

O ruído excessivo

A macrofonia deve-se a causas funcionais e não físicas. Os indivíduos que trabalham em ambientes ruidosos ou cuja ocupação (militar, ensino, pregação) requer conversas prolongadas em voz alta podem adquirir hábitos de intensidade vocal que são inadequados.

PERTURBAÇÕES DO PASSO

1. Puberphonia (Mutational Falsetto voice):-

Normalmente uma voz de infância tem um tom mais alto quando a laringe amadurece na puberdade, as cordas vocais alongam-se, e a voz muda para uma de tom mais baixo. Esta é uma característica exclusiva dos machos. O fracasso da mudança leva à persistência da voz de voz infantil de tom alto e é chamada puberfonia. É visto em rapazes que são emocionalmente imaturos, sentem-se inseguros e mostram fixações excessivas à sua mãe.

Tratamento: Treinar o rapaz para produzir voz baixa. Pressionar a proeminência da tiróide no sentido inverso e ascendente relaxa as cordas sobrecarregadas e pode ser produzida voz baixa (teste de pressão de Gutzmann). O paciente pressiona as suas equipas de laringe para produzir voz grave e depois treina a si próprio para produzir sílabas, palavras e números. O prognóstico é bom.

VOZ QUALIDADE

A qualidade da voz é a percepção da complexidade física do tom laríngeo, modificada pela ressonância. A qualidade da voz perturbada causada pela disfunção laríngea é geralmente descrita usando termos como áspero, respirável, ou rouco. Tal terminologia tem as suas limitações, pois raramente é a voz perturbada caracterizada por apenas um tipo de qualidade. Estudos também descobriram que existe inconsistência entre os terapeutas da fala na sua escolha de rótulos (Wynter, 1974). No entanto, como a qualidade da voz ainda não pode ser medida através de instrumentos, esta terminologia descritiva ainda é utilizada.

A dureza é caracterizada pelo início abrupto da voz, o tom baixo, a intensidade fraca, e a adução excessiva das cordas vocais. Há frequentemente uma tensão excessiva da musculatura laríngea envolvendo um tracto vocal apertado. É frequentemente associada a uma tensão generalizada da parte superior do corpo.

A transpiração é uma combinação de fonação e os componentes sonoros sussurrantes do ar turbulento. Ocorre quando as pregas vocais não estão completamente aproximadas, como na curvatura, ou na paralisia da corda vocal, e o ar não vibrado é audível. Na sua forma mais extrema, quando o ar não é colocado em vibração, a voz resultante é produzida sem fonação, e é descrita como afónica. A voz respirada é caracterizada por intensidade limitada, e baixo tom.

A rouquidão combina as características acústicas de dureza e respirabilidade e resulta geralmente da patologia laríngea. O grau de rouquidão é geralmente baixo, de alcance restrito com quebras de inclinação. Episódios afónicos também podem ser observados.

A amputação da laringe altera o indivíduo das seguintes formas básicas:-

1. A respiração é agora através da abertura para o pescoço e o ar é mais filtrado e aquecido pelas passagens nasais.
2. Sopro do nariz enquanto tosse não é possível, uma vez que o ar expulsa do estoma.
3. Perde-se o sentido do olfacto.

Uma pessoa recentemente laringectomizada tem 3 opções na sua busca por uma nova voz:-

1. Uma laringe artificial
2. Discurso eosofágico
3. Discurso de traqueostomia

1. A laringe artificial: -

São de 2 tipos:-

      a. Pneumático

      b. Electrónico

a. Pneumático :- Consistia de um fole segurado sob o aro e um tubo bucal. Ao inserir o tubo no canto desta boca e ao bombear o fole no braço, o paciente pode falar de forma inteligível.

b. Electro laringe: - Estes têm o mecanismo vibratório incorporado na tigela de um cachimbo de tabaco, com o caule a transmitir o som para a boca ou mesmo para o palato superior de uma dentadura.

2. Fala eosofágica :- aqui um pseudoglottis (vibrador substituto das pregas vocais é o termo esofágico farangeal ou segmento PE) pode ser desenvolvido através da constrição dos músculos ao longo dos bordos superiores do esófago, o tubo que conduz para baixo até ao estômago e colocando-os em vibração pelo ar que foi levado para o esófago. É o trabalho do fonoaudiólogo ensinar o laringectomeu a produzir esta nova e diferente voz laríngea.

3. Discurso traqueo-esofágico: - Aqui constrói-se uma nova glote, colocando uma aba de tecido faríngeo sobre a parte superior da traqueia amputada.

Definição:-

A gaguez é uma desordem do ritmo de fala em que o orador sabe exactamente o que quer dizer mas não o pode de momento dizer, devido a repetições involuntárias, prolongamentos ou cessação de sons (**Organização Mundial de Saúde, 1978**). É mais do que uma interrupção no fluxo suave das palavras, uma vez que a síndrome é tipicamente caracterizada por reacções emocionais ao problema experimentado na fala. Por conseguinte, deve ser visto como um distúrbio de comunicação e não apenas como um sintoma de fala. Se persistir na adolescência ou na idade adulta, torna-se frequentemente um grande obstáculo à formação de relações e carreiras próximas.

Onset:-

A gaguez é uma perturbação da infância que ocorre frequentemente entre os 2 ou 10 anos de idade, mas mais frequentemente entre os 2 e 5 anos (Blood stein, 1960). É exactamente nesta altura em que a não fluência pode ser observada como uma fase normal no desenvolvimento da língua. A criança tem ideias que deseja comunicar, mas a sua linguagem expressiva não se desenvolveu o suficiente para lhe permitir fazê-lo e, por isso, há hesitações ao planear as suas afirmações. É vital que seja feito um diagnóstico diferencial entre a não fluência normal e o início da gaguez, para evitar o desenvolvimento de uma deficiência crónica.

A   nãofluência normal consiste principalmente em repetições de palavras ou frases inteiras (por exemplo, está .... Faz ......frio hoje em dia ou colocar o ..... colocar a bola ....), interjeições, e revisões (o man.... O rapaz está feliz) com repetições ocasionais de palavras parciais. A criança gaguejante é caracterizada por um aumento de repetições parciais de palavras (bbbbbbbbball), prolongamento de som (b.... ball) e a inserção da vogal schwa após o som inicial (tu-tu-tu-today). Por vezes, a criança pode ser vista a lutar para conseguir a palavra, perturbando o fluxo de ar expiratório. Podem ser observadas variações do tom, intensidade e velocidade da voz. Podem desenvolver-se movimentos concomitantes da cabeça e do tronco e evitar a palavra e a situação.

Parte da razão pela qual esta desordem é tão complexa, deve-se à sua variabilidade na severidade e frequência com o tempo e as circunstâncias.

Etologia :-

Muitas teorias sobre a etiologia têm sido propostas desde a orgânica, psicogénica até à visualização da gaguez como um comportamento aprendido. Apesar de muita investigação, porém, a etiologia ainda não é totalmente compreendida. Sabe-se, no entanto, que existe frequentemente um padrão familiar. O risco de gaguejar entre parentes de primeiro grau excede o risco da população por um factor de três, e este risco é aumentado para os descendentes de mulheres gaguejadoras. É bastante provável que os factores ambientais desempenhem um papel no desenvolvimento e manutenção da síndrome, e que possivelmente os aspectos psicogénicos, em particular as dificuldades de ajustamento social, se desenvolvam como uma reacção aprendida à deficiência. Os gaguejadores demonstram muitas vezes capacidades interpessoais deficientes, evitam o contacto social, e não iniciam a comunicação.

A investigação actual está a estudar a teoria neurofisiológica sobre a suposição de que existe uma inadequação neurológica.

Incidência:-

Na infância, a prevalência na população pré-púbere é de 1%, caindo para 0,8% aos 16 anos de idade. A distribuição dos balbuciadores entre machos e fêmeas é de três para um. Esta desproporção aumenta com a idade, e a remissão da gaguez é mais comum nas raparigas do que nos rapazes. Isto tem sido atribuído às diferenças de constituição, em particular à maturação física e ao desenvolvimento da fala e da linguagem, e às diferentes atitudes e expectativas dos pais de rapazes e raparigas (**Andrews et al., 1983**).

Gestão:-

A avaliação do terapeuta da fala sobre a gaguez é complexa. É feita uma avaliação quantitativa e qualitativa das manifestações comportamentais evidentes de disfluência. Outros aspectos do comportamento da fala e da linguagem são avaliados e procura-se informação sobre os resultados da educação. Os factores ambientais, incluindo as atitudes da criança e dos pais, e de outras pessoas significativas, são todos cuidadosamente explorados.

As abordagens actuais da terapia podem assumir formas muito diferentes, e é determinada pela avaliação. O tratamento é geralmente baseado em três princípios principais:-

1. A modificação dos factores ambientais que estão a contribuir para o desenvolvimento e manutenção da gaguez pode ser indicada.
2. A terapia pode ser necessária para modificar directamente aspectos da produção da fala, com atenção ao transporte eficaz e à manutenção da fluência .
3. A importância de mudar a percepção que a criança tem de si própria como um gaguejador, por vezes precisa de ser trabalhada em terapia.

Uma falha de fusão das duas metades do palato durante o período embriológico; entre a sexta e a nona semana após a concepção manifesta-se como a fenda do lábio superior, o rebordo superior da gengiva, o palato duro, o palato mole, ou as combinações dos acima referidos. As fendas podem ser completas ou incompletas, ou seja, em alguns casos não houve fusão das duas metades das estruturas e noutros casos, a fusão tinha começado mas foi interrompida antes de a estrutura estar completa.

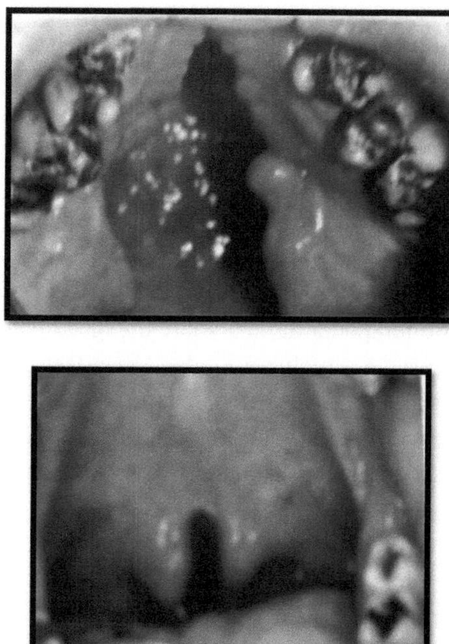

Fig. 15: Fenda envolvendo palato duro e macio

A equipa de fendas orais:-

Os ingredientes essenciais de uma equipa de sucesso de fendas orais incluem a liberdade de todos os profissionais darem os seus pontos de vista:-

- O **cirurgião plástico** é especializado na modificação de tecidos moles.
- O **otorrinolaringologista** (Otorrinolaringologista), avaliará e tratará as amígdalas e adenóides e realizará uma cirurgia aos ouvidos, se indicado.
- O **ortodontista** ajuda no posicionamento dos dentes.

- **Os prostodontistas** concebem e constroem próteses para o cliente com fenda oral. Estes podem incluir lâmpadas de fala, elevadores palatinos, e obturadores.
- O **pediatra** supervisiona a saúde geral da criança.
- O **Audiologista** administra e interpreta os testes auditivos de rotina.
- **Os fonoaudiólogos** procuram melhorar a fala do paciente.

Cirurgia para fissuras:-

A cirurgia primária da fenda é feita cedo na vida da criança com grandes considerações dadas à aparência facial impiedosa da criança. A cirurgia secundária do palato envolve normalmente alguma tentativa de melhorar a fala do cliente, alguns dos procedimentos são concebidos para mover o palato para trás. Mais populares são as tentativas de trazer a parede posterior da garganta para a frente.

Prótese:-

Existem certos casos de palato fendido para os quais a cirurgia não é o curso mais sábio. Algumas fissuras são tão grandes ou o tecido permanece tão escasso que o prognóstico para uma boa fala, fácil de engolir e uma boa aparência facial é muito pobre. Essencialmente as próteses são substitutos artificiais para as partes em falta ou deficientes.

Tipos de Prótese:-

A parte dental da prótese pode ser concebida para melhorar a aparência estética, bem como para melhorar a fala. A porção do aparelho que é concebida para tapar ou bloquear a abertura numa fenda palatina não reparada é referida como um obturador.

O fecho velofaríngeo pode ser provocado pela lâmpada de fala concebida pelo prostodontista. Esta prótese estende-se desde a porção palatal até à nasofaringe para preencher o espaço velopharangeal deficiente. É utilizada para diminuir a hipernasalidade quando a cirurgia é contra indicada. Uma esquerda palatal é concebida para elevar a secção média do velino e é utilizada em casos em que há poucas provas de potencial muscular suficiente para o fechamento velofaríngeo, embora o palato pareça suficientemente longo.

Um estimulador palatino fornece resistência mecânica ao movimento normal do velino de modo a que o cliente reforce os músculos fracos na área velofaríngea.

Um estudo **palatográfico** de todas as vogais revelou o contacto palatino da língua para todos excepto "O". A semelhança da área de contacto da língua nos palatogramas deve-se ao facto de os fenomas serem geralmente compostos por mais de um telefone e de cada telefone requerer uma articulação separada. O telefone com, ocorre isoladamente ao pronunciar a vogal 'e' e é predominante em a, i e u. Ocorre como o som inicial em u (ee - o) e como o segundo som de a e i (i-ee)

As consoantes não podem ser utilizadas na realização de palatogramas, porque as vogais incluídas nas pronúncias envolvem contacto palatino de língua, o que obscureceria o traçado da articulação para a paragem ou africativa. Exemplo: ao pronunciar t e d, as articulações oclusivas são feitas primeiro seguidas de 'e', 'a' segue as articulações afirmativas para J e a articulação afirmativa para K. Ao pronunciar S, n ou l, a vogal 'e' precede as articulações para o sibilante s, o nasal n, ou o lateral l. Para fazer o estudo palatográfico da articulação consonantal, o 'O' foi usado em conjunto com a consoante a ser estudada, embora a combinação não tenha resultado num trabalho inglês padrão como na pronúncia do 'O', a língua cai naturalmente de novo fora do   contacto com o palato e achata, facilitando ao sujeito a abertura da boca com a língua levantada.

CONTORNO PALATINO DA DENTADURA

Alguns reconheceram a importância do contorno palatino da dentadura para uma melhor fonação. A **neve, já em 1899)**, recomendou a restauração da área alveolar anterior da língua para melhorar a fonética, particularmente a pronúncia de s & sh. **Prendergast (1935)** salientou que o espessamento adequado da área alveolar lingual era importante para uma fala correcta.

Sears (1949) recomendou fazer um palatograma nos casos em que o sulco médio da língua não coincide com a linha mediana do palato. Recomendou o sulco do palato imediatamente acima do sulco mediano para o doente que tinha pouco ou nenhum sulco da língua e o engrossamento desta área para o doente que tinha um sulco profundo da língua. A **libra (1951)** conseguiu melhorar a fonética ao contornar todo o aspecto lingual da dentadura maxilar para simular o palato normal.

Testes da fala

O aspecto fonético da construção da dentadura merece pelo menos igual consideração com a estética e mecânica e deve ser verificado no momento da tentativa encerada, quando é possível alterar o contorno palatino para acomodar a articulação da fala. A avaliação da dentadura experimental não deve ser considerada completa até que um teste fonético tenha sido feito e a enunciação se tenha mostrado satisfatória tanto para o paciente como para o operador.

A depilação das porções palatinas da dentadura experimental deve ser confinada à área adjacente aos dentes, com apenas cera suficiente para assegurar uma superfície lisa entre a bandeja base e os colarinhos dos dentes. Presume-se que as bandejas de base são confortáveis, bem adaptadas e aproximam os tecidos com quase a mesma fidelidade prevista para as bases da dentadura completa. Antes do início dos testes de fala, a dentadura de prova mandibular deve ser fixada com adesivo de dentadura.

1. O primeiro teste é de fala aleatória e a melhor maneira de o conseguir é envolver o paciente na conversa e obter uma análise subjectiva da fala, perguntando ao paciente como se sente a dentadura, como lhe soa a sua fala, e que palavras lhe parecem mais difíceis de pronunciar.

2. O segundo teste é para sons específicos da fala. A melhor forma de o fazer é fazer o paciente pronunciar seis ou oito palavras contendo o som e depois combinando estas palavras numa frase. O seguinte é uma lista dos sons a serem testados; ao contrário dos sons são as palavras a serem pronunciadas e uma frase composta por estas palavras :

s e sh	Seis, sessenta, navios, navegou, Mississippi, claro, sinal, sol, brilho.	Sessenta e seis navios navegaram no Mississippi. Sinal claro de sol
t, d, n, e l	Localizador, localizado, tornado, perto, Toledo	O localizador localizou o tornado perto de Toledo.
Ch e j	Joe, Joyce, Joyce, Joined, George, Charles, igreja	Joe e Joyce juntaram-se a George e Charles na igreja.
K	Comité, convocado, político, convenção, Connecticut	O comité reuniu-se na convenção política em Connecticut.
f e v	Vivacious, Vivian, viveu, cinco, cinquenta e cinco, quinta, avenida	A Vivacious Vivian viveu em cinco cinquenta e cinco Quinta Avenida.

No terceiro teste, o paciente é convidado a ler um pequeno parágrafo contendo uma abundância de s, sh, e ch sons.

Se o paciente puder completar o teste de fala distintamente, sem dificuldade, e se a sua fala aleatória o satisfizer e ao operador, seria insensato contornar o paladar para resolver um problema de fala que não existe. Se, contudo, forem encontrados problemas em uma ou mais das áreas testadas, então o contorno palatino é indicado e pode ser efectivamente realizado por palatografia.

Se o palato tiver de ser alterado, todo o palato deve ser contornado para acomodar o contacto com a língua para todas as consoantes palatinas. Isto é melhor conseguido exibindo sistematicamente cada zona de contacto com um palatograma e estabelecendo o contacto normal com a língua.

Palatografia para um Contorno Palatino Adequado

O único equipamento adicional necessário para a palatografia é algum talco não perfumado, uma escova de cerdas macias e barata para limpar o talco no palato, e um lápis de marcação de vidro para delinear a área de contacto. Os palatogramas podem ser feitos fácil e rapidamente na dentadura experimental, se os seguintes passos forem lembrados:-

1. Usar o com a consoante a ser estudada, mesmo que a combinação não seja uma palavra; isto é, para estudar k, usar ko; para estudar ch; usar cho.

2. Treinar o doente para pronunciar o som e abrir a boca sem voltar a contactar o paladar.

3. Secar bem o palato antes de limpar o talco não perfumado (não usar talco regular ou cirúrgico) e sacudir o excesso de pó.

4. Evite tocar no palato polvilhado com os dedos durante a inserção, mas assegure-se de que a dentadura está bem sentada antes de o som ser pronunciado.

5. Certifique-se de que o paciente faz contacto palatal definitivo ao pronunciar o som, mas evita o contacto palatal depois de abrir a boca.
6. Evitar o contacto do palato com os dedos ao remover a dentadura.
7. Delinear a área de contacto com um escultor de cera onde a cera está presente, e com um lápis de marcação de vidro onde a bandeja base está exposta.

Para evitar sobreposições no rastreio e recontorno de uma área de contacto para acomodar outra, deve ser seguida uma sequência de palatogramas, e o enceramento do palato deve ser realizado em etapas. Primeiro, e s e sh palatogramas são feitos e contornados nas bandejas de base. Quando a cera está presente, o palatograma é delineado com a extremidade da escultura da espátula de cera; quando a bandeja base é exposta, o contorno é feito com um lápis de marcação de vidro. Antes de se começar a encerar, os padrões para s e sh devem ser revistos. O contacto da língua para s é sempre mais alto e mais anterior no palato, de modo que o contorno para o palatograma de s é a linha alta e inclui alguns dos dentes anteriores, e a linha de sh é sempre mais baixa e inclui menos dentes anteriores. A linha sh (linha baixa) é usada como guia na depilação da área alveolar posterior, e a linha s (linha alta) é usada como guia na depilação da área alveolar anterior. A porção anterior do traçado do sh não é encerada até ao fim. A depilação é iniciada em torno do primeiro molar, adicionando cera suficiente para fornecer uma margem de 1 mm no colar. Em seguida, a linha de traçado baixo no palato é avistada directamente abaixo deste dente, e adiciona-se cera suficiente ao palato para permitir um contorno uniforme entre esta linha e a margem do molar. Em seguida, adiciona-se cera em torno dos dentes anteriores delineados pelo traçado do s para fornecer uma margem de ½ mm nos colarinhos. É então adicionada cera suficiente entre a linha de traçado e os dentes para apresentar um contorno uniforme. A depilação na área bicúspide é realizada utilizando as regiões anterior e molar como guia para adicionar cera em torno destes dentes para completar o contorno liso e uniforme entre estas áreas depiladas e a linha de traçado palatino. A depilação em torno do segundo molar consiste em adicionar cera suficiente em torno deste dente para completar o contorno entre a linha de traçado palatino e a área do primeiro molar encerado. Após a conclusão da depilação do outro lado do palato, deve ser realizado um palatograma até ao contorno da bochecha. Se a área for devidamente contornada, a linha de traçado da língua deve ser uniforme e cerca de 2mm acima do original. Se a linha de traçado subir abruptamente numa área específica, essa área é demasiado espessa e deve ser reduzida até que a linha de traçado seja uniforme. Se a linha de decalque cair abruptamente numa área específica, essa área não é suficientemente espessa e será necessária cera adicional para proporcionar um decalque uniforme. Se toda a linha de decalque subir acentuadamente, a área foi contornada em excesso e deve ser reduzida.

As fotografias do procedimento de depilação são de um caso com considerável reabsorção alveolar da crista, e a utilização do palatograma para delinear a área e a depilação em etapas, tal como descrito, deverá ajudar o principiante a estabelecer um contacto linguístico normal para estes casos. Depois de alguma experiência, todas as áreas delineadas podem ser enceradas numa só etapa.

O palatograma pode ser utilizado eficazmente para qualquer caso, incluindo a dentadura imediata, se se tiver em mente o padrão de contacto normal com a língua e se for utilizada uma observação sensata.

A linha no palato que delineia o palatograma representa o ponto mais baixo de contacto da língua na pronúncia de s, e a área entre esta linha e o dente artificial deve ser de contorno uniforme e inclinação gradual sem convexidade ou concavidade excessiva. A quantidade de cera necessária para completar este contorno depende da extensão e do grau de reabsorção alveolar, e a cera deve ser adicionada apenas quando necessário para compensar a deficiência alveolar. Muitas vezes não é necessário adicionar cera até à linha de traçado para completar o contorno, e por vezes, como no caso de uma ligeira reabsorção ou da dentadura imediata, não é necessário adicionar cera de todo, porque resta o suficiente do rebordo alveolar para fornecer o contorno adequado à bandeja base.

Após o contacto lateral da língua para s ter sido estabelecido na dentadura do ensaio, os testes de fala devem ser repetidos, e se a fala for satisfatória, é desnecessário um maior contorno. Contudo, é geralmente necessário contornar o aspecto anterior do palato para facilitar a pronúncia adequada do s.

Ao utilizar o palatograma para estabelecer o contacto normal da lâmina de língua na pronúncia s, porções apropriadas dos aspectos laterais da área alveolar anterior são incluídas no contorno, deixando apenas a região entre as áreas de contacto lateral a ser considerada. A área desta região, que é a mais crítica para uma pronúncia correcta da s, é a área a meio caminho entre os contactos laterais e directamente acima do sulco mediano da língua. Ao pronunciar s, a língua contacta a área alveolar para ocluir a porção lateral da cavidade oral e formar um canal para a corrente de ar entre o sulco mediano e o palato. Este canal estreita-se para uma ranhura no ápice da língua a fim de contrair a corrente de ar, de modo a escapar como um assobio. Normalmente, este jacto de ar sai nas bordas incisais dos dentes para ser ouvido como o s típico, mas na dentadura, onde a disposição dos dentes foi alterada para acomodar mecânica e estética, é normalmente necessário fornecer um caminho de saída no palato na área directamente acima da ranhura no ápice da língua. Isto é melhor conseguido inserindo a dentadura experimental e instruindo o paciente a pronunciar ess (não é assim) e segurá-la de modo a que a ranhura no ápice da língua possa ser observada. A cadeira deve ser inclinada para trás e ligeiramente elevada para que o operador possa olhar para cima e para dentro da cavidade oral para determinar o carácter da ranhura e a sua proximidade ao palato. É a área directamente acima da ranhura que deve ser alterada de acordo com a falha na pronúncia. Se o paciente assobia e assobia ao pronunciar s, a área entre a ranhura e a base da dentadura é excessiva e terá de ser engrossada. Para o paciente com uma ranhura profunda (isto é comum), é normalmente necessária uma ligeira elevação. Se o doente se encolher (substitui o s ou tem um s abafado e indistinto, não há espaço suficiente entre a ranhura e a base da dentadura, e a área terá de ser afinada. Se a ranhura na língua for larga e pouco profunda, poderá ser necessária uma depressão na base da dentadura, e se não houver ranhura na língua, será necessária uma ranhura na base da dentadura directamente acima do sulco mediano, tal como recomendado pela Sears. Se o paciente substituir sh por s, o jacto de ar está provavelmente a escapar em direcção ao cofre e a área acima da ranhura terá de ser estendida em direcção à língua. Esta extensão deve ser feita com cuidado, porque a sobre-extensão ocluirá a corrente de ar e o etts ocluirá a corrente de ar e sh será substituído por s.

Não há uma forma simples de corrigir a pronúncia defeituosa. A falha deve ser analisada a área contornada, e o som testado, depois reanalisada, recontornada, e re-testada até se obter uma pronúncia satisfatória. As palavras mais adequadas para o teste são palavras curtas contendo o som do ess, tais como "hess", "guess", "guess", "less", "mess". O tempo necessário para corrigir um erro na pronúncia é tempo bem gasto, porque é a inexactidão oral mais comum e persistente do paciente da dentadura e a que pode permanecer como um apito característico da dentadura para desmentir a dentadura.

O   contorno palatino adequado é a chave para uma pronúncia adequada, ou para todas as outras pronúncias, e que o palato pode ser contornado para acomodar a fonética para qualquer arranjo   sensato, incluindo os casos bizarros de classe II e os casos graves de relação maxilar de classe III. Há poucas dúvidas de que o carácter da corrente de ar dirigida entre os incisivos superiores e inferiores na pronúncia s será afectado pela relação destes dentes no momento da saída; portanto, é possível suavizar ou afiar os s aumentando ou diminuindo a quantidade de excesso de jacto. No entanto, a direcção de saída pode ser controlada pelo contorno palatal para permitir uma considerável margem de manobra na disposição anterior dos dentes e ainda proporcionar uma boa qualidade a este som.

O contorno do palato anterior é completado pela adição da quantidade mínima de cera entre a linha de traçado baixo para sh e as áreas de contorno lateral e médio-palatal para fazer uma junção suave. Deve ter-se o cuidado de não espessar as zonas de contacto lateral ou alterar o contorno mediano. Para assegurar que foi adicionada cera suficiente para proporcionar contacto com a língua para os oclusivos t, d, e n, deve ser feito um palatograma de t. Depois de completar o contorno palatino anterior, normalmente não é necessário um maior contorno, mas os testes de fala devem ser repetidos com particular atenção à pronúncia do ch e j, porque ocasionalmente, ao contornar a região alveolar anterior média, a cera constrói-se no palato abaixo e interferirá com a pronúncia destes sons. Se isto acontecer, deve ser feito um palatograma para o ch, escolha delinear a área de contacto da língua para que a alteração possa ser confinada a essa área.

A utilização de palatogramas para contornar toda a área alveolar será útil para aqueles que aderem à filosofia de colocar os dentes artificiais na mesma posição relativa que a dentição. Se os dentes posteriores estiverem dispostos perto do centro da crista alveolar e os dentes anteriores dispostos de modo a ocuparem aproximadamente a mesma posição que os originais, então um palatograma na dentadura experimental é uma ajuda no contorno do palato para o contacto normal. Se, no entanto, a filosofia de disposição dos dentes de acordo com a vantagem mecânica for respeitada, então o palatograma teria um valor limitado no contorno da área alveolar posterior, porque os dentes posteriores ocuparão uma posição lingual até ao centro da crista nesta dentadura. Um palatograma dos s na dentadura experimental neste caso revelaria um contacto lingual limitado na área alveolar molar, aumentando progressivamente até ao contacto normal na região anterior, e adicionar cera para simular um contorno alveolar natural na área molar seria um insulto mais grosseiro à fonética e depois não adicionar cera para completar o contorno alveolar nesta área na dentadura com o centro do arranjo dentário da crista. A fonética é melhor servida nestes casos mantendo a área alveolar posterior tão fina quanto possível e confinando o contorno palatino à região anterior. Espessando a abóbada para estreitar o canal para a corrente de ar, instalações de pronúncia neste tipo de prótese, mas antes de se adicionar cera à abóbada, deve ser feito um palatograma de k, ko para delinear a área de contacto posterior da língua palatina, para que esta área possa ser excluída da depilação.

Uma fonética satisfatória pode ser conseguida com uma disposição dentária posterior apertada, desde que os dentes anteriores estejam dispostos de modo a permitir um contacto palatino normal.   No entanto, se os dentes anteriores estiverem dispostos lingualmente na posição dentária natural, irão interferir com a língua no contacto palatino e impedir ou ocluir a corrente de ar após o contacto na pronúncia de s. Por esta razão, em casos com reabsorção severa, em que a crista anterior não dá qualquer pista sobre a posição dentária natural, um palatograma pode ser usado vantajosamente na disposição dos dentes para assegurar que o contacto palatino da língua não seja comprometido. É permitida uma margem de manobra consideravelmente maior na disposição dos dentes em direcção ao labial, porque o contacto com a língua não é prejudicado e o palato pode ser contornado para acomodar a disposição.

Qualquer problema de fala conduzirá a embaraços sociais e psicológicos para o doente. A análise correcta da fala é muito importante, especialmente durante a reabilitação de um doente desdentado.

O discurso pode ser analisado de 2 maneiras :-

- Análise acústica /perceptual.

- Métodos cinemáticos para análise do movimento.

Uma análise acústica é baseada num espectrograma de banda larga gravado por um sonógrafo durante a pronúncia de diferentes frases contendo frases-chave. Ao fazê-lo, pode ser obtida uma opinião objectiva sobre o desempenho de certos sons.

Os métodos analíticos cineméticos são ultra-sónicos, cartografia de raios X, cineradiografia, rastreio de movimentos articulatórios optoelectrónicos, electropalatografia (epg). Estes métodos desempenham um papel essencial tanto na avaliação experimental como na avaliação clínica de rotina dos defeitos da fala e dos efeitos do tratamento.

Electropalatografia : EPG, uma ferramenta inovadora baseada em computador para avaliar e tratar dificuldades motoras da fala, permite ao orador "ver" a colocação da sua língua durante a fala e tentar corrigir quaisquer erros linguísticos palatinos. O EPG também fornece aos terapeutas uma medida objectiva de capacidade articulatória, um método altamente preciso de registo da língua e do contacto palatino. Uma técnica instrumental potencialmente muito útil é a electropalatografia (EPG). A EPG é uma técnica relativamente não invasiva que mostra visualmente o tempo e a localização do contacto da língua com o palato duro durante a fala contínua. O indivíduo é obrigado a usar um invólucro palatino artificial feito à medida 62 eléctrodos que se encaixam perfeitamente contra o céu da boca. Estes eléctrodos são activados quando a língua os toca e é feita uma gravação a cada 10msecs.

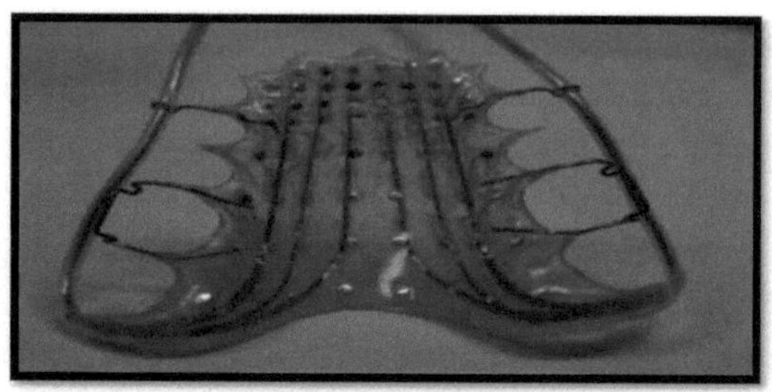

Paladar EPG

A articulação de um indivíduo pode ser comparada a padrões padrões de consoantes para uma determinada língua e podem ser notados erros na produção, tanto pelo terapeuta como pelo orador.

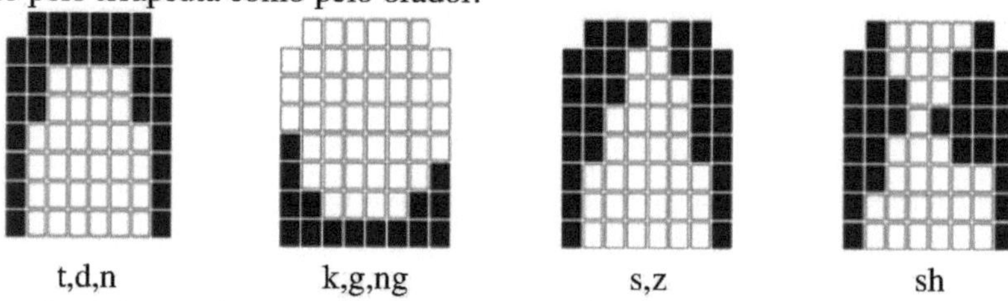

Exemplos de padrões articulatórios padrão para consoantes inglesas envolvendo a língua. A cavidade oral é representada da frente (fila 1) para trás (fila 8). Os quadrados pretos indicam eléctrodos activados mostrando o posicionamento actual da língua.

O EPG também pode ser utilizado para modificar padrões articulatórios errados, utilizando feedback visual. Um padrão de articulação alvo característico de um determinado som de fala é exibido num lado do ecrã de um computador e durante uma sessão terapêutica o cliente tenta copiar esta articulação correcta monitorizando os seus próprios padrões de contacto em tempo real no outro lado do ecrã.

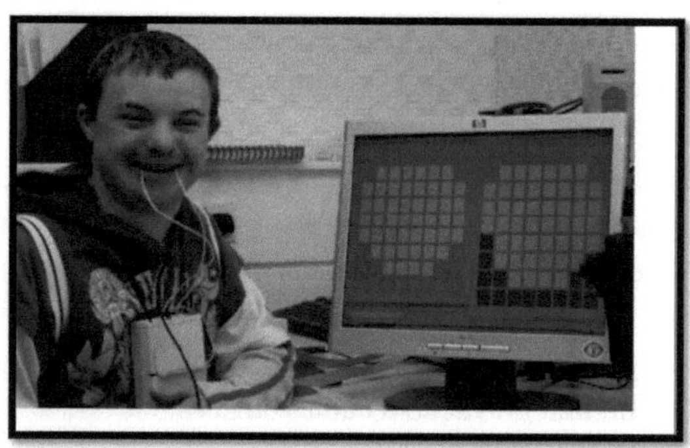

O cliente tenta copiar a articulação do alvo que é exibida no lado direito do ecrã do computador. O padrão da mão esquerda é a tentativa do cliente de corresponder ao alvo.

O EPG já foi utilizado com sucesso na avaliação e tratamento de uma série de deficiências da fala (por exemplo, palato fendido, apraxia da fala, distúrbios da articulação funcional, paralisia cerebral e deficiência auditiva.

Aplicação clínica do EPG

O EPG pode ajudar na remediação de tipos específicos de perturbações do som da fala por uma série de razões. Primeiro, Dagenais (1995) afirma que a maior força do EPG é que "proporciona uma apresentação dinâmica, em tempo real e visual de gestos articulatórios que normalmente não são vistos", o que depois "permite uma avaliação objectiva e fornece objectivos articulatórios objectivos e consistentes durante a terapia" (p. 305). O sistema EPG desenvolvido pela SPI permite ao cliente visualizar os seus padrões de articulação e comparar a sua produção de fala com um modelo fornecido por outro indivíduo. Uma segunda vantagem da terapia de EPG é que, embora o custo do pseudo-palato tenha sido considerável no passado, os sistemas de EPG recentemente desenvolvidos são agora mais acessíveis para um maior número de clientes e terapeutas da fala (Dagenais, 1995). Em terceiro lugar, à medida que a tecnologia do EPG avançou, os pseudo-palatinos tornaram-se relativamente finos e mais confortáveis de usar. Quarto, para clientes resistentes às abordagens tradicionais à terapia, o EPG é um método adicional de Eficácia do tratamento por Electropalatografia.

A palatografia é uma técnica utilizada para identificar que partes da boca são utilizadas quando se produzem sons diferentes. Esta técnica é frequentemente utilizada por linguistas que fazem trabalho de campo em línguas naturais pouco conhecidas. Um registo feito através da **palatografia** é chamado palatograma.

Sob o paladar contornado de um Maxillary CompleteDenture...

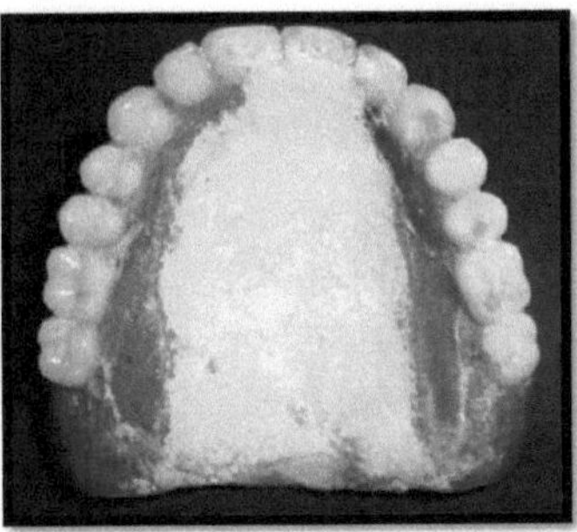

"S"palatograma sonoro usando a palavra "SO"

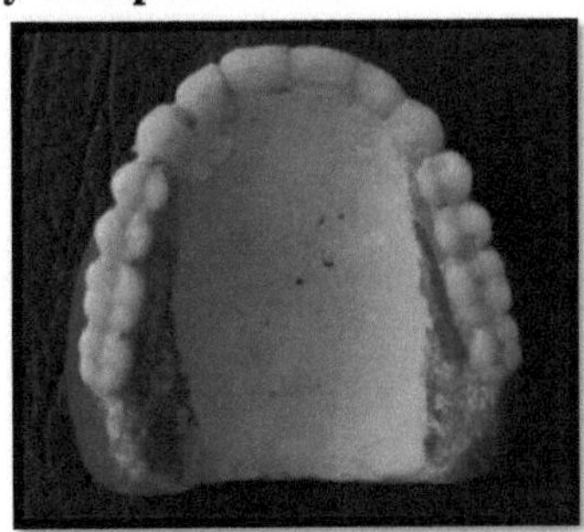

Palatograma de som "Sh" usando "Show"/Nashtam

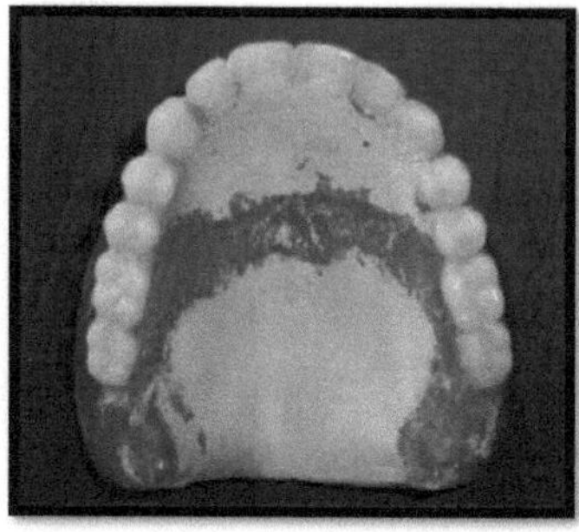

Palatograma de som "N" usando No/Manna

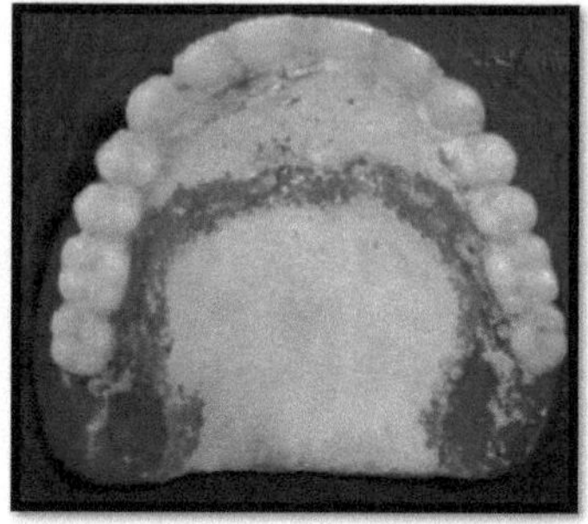

Palatograma de som "Ch" usando Choke/Pachai

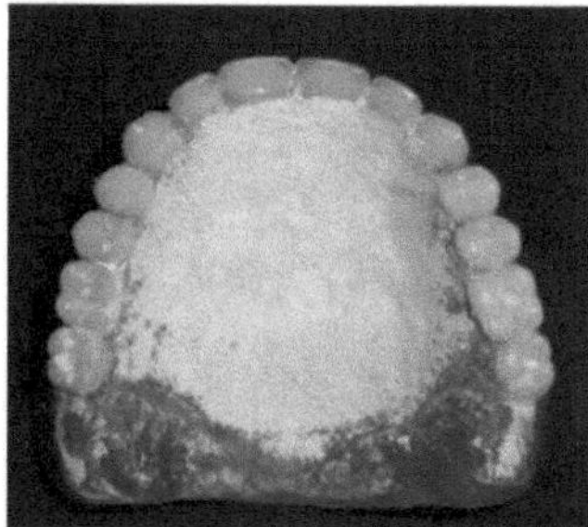

Palatograma de som "G e K" usando Give King/Jeevan/ kaakka.

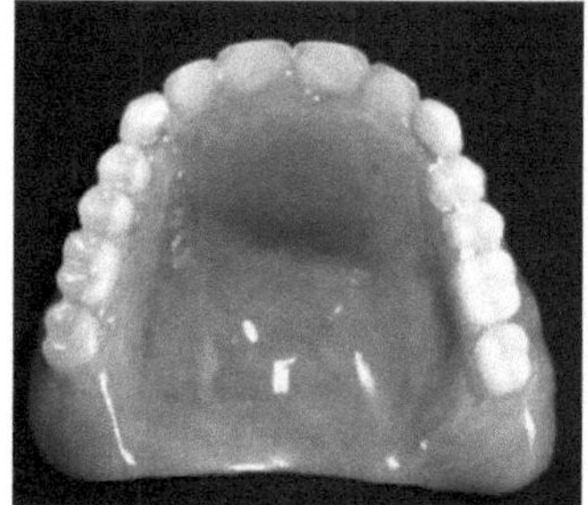

Palatalmente compensado

Paladar sobreContornado de uma dentadura completa Maxilar

- Solução gradual de uma dentadura maxilar sobrecontornada...
- Desenhar um esboço da superfície que requer correcção com um lápis preparar uma mistura espessa de material de acondicionamento de tecidos (coe-comfort; gc America, inc, alsip, ill) adicionando mais 25% do pó do que o recomendado pelo fabricante e espalhar uma quantidade adequada da mistura apenas sobre a superfície esboçada.
- Inserir a dentadura maxilar com o condicionador de tecido no lugar e fazer o paciente ler completamente cada uma das 10 frases de estímulo [Tabelas 1, 2 e 3], sem repetir a mesma frase duas vezes e continuar a fazê-lo durante cerca de 5 minutos a um ritmo mais rápido do que um ritmo normal de fala.

Linguogramas para a fala...

Quando todas as imagens necessárias do céu da boca tiverem sido obtidas, o procedimento pode ser invertido para produzir linguogramas. Pintar a superfície superior da boca com a mistura de azeite e carvão vegetal e observar (e fotografar) a parte da língua que está a fazer o contacto. Pode ser necessário instruir o orador para mover a língua para cima, para baixo ou para o lado, para mostrar contacto sublaminal, ou contacto nos lados da língua. Note-se que as línguas do falante diferem na sua absorção da mistura de carvão vegetal. Para os altifalantes cujas línguas começam a recolher a cor preta apesar dos repetidos enxaguamentos, é preferível começar por pintar o céu da boca e obter primeiro os linguogramas, uma vez que pintar repetidamente a língua pode causar perda de contraste.

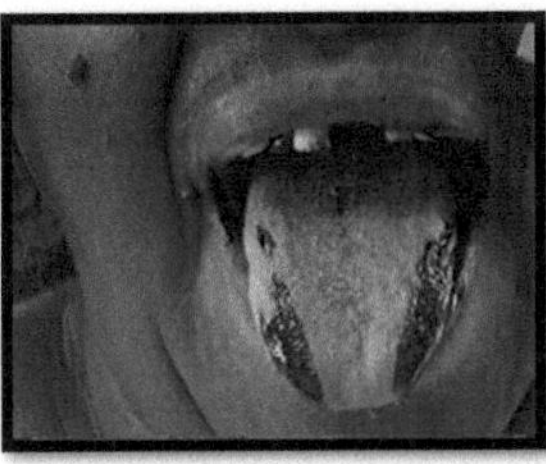

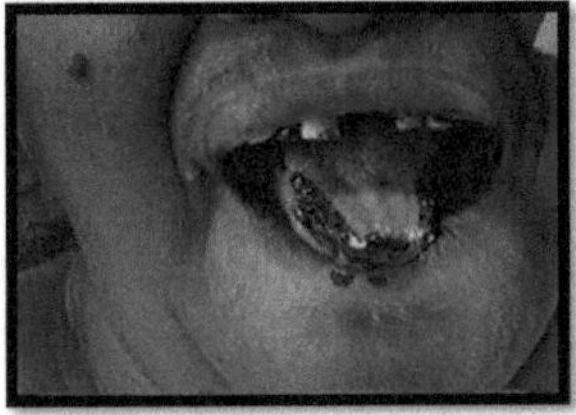

Linguograma mostrando lâmina de língua e contacto corporal.
Linguograma mostrando contacto com a ponta da língua e contacto sublaminal
(contacto sob a língua).

Tabela 1Sons específicos da fala

Speech sounds	Words	Words framed to form a sentence
S and sh	Six, sixty, ships, sailed, mississippi, sure, sign, sun, shine	Sixty-six ships sailed the mississippi. Sure sign of sunshine
T, d, n and l	Locator, located, tornado, near, Toledo	The locator located the tornado near toledo
Ch and j	Joe, joyce, joined, george, charles, church	Joe and joyce joined george and charles at the church
K	Committee, convened, political, convention, Connecticut	The committee convened at the political convention in connecticut
F and v	Vivacious, vivian, lived, five, fifty-five, fifth, avenue	Vivacious vivian lived at five fifty-five fifth avenue

Quadro 2 Modo de produção - Consonantes hindus

Place	Manner of production			
	Plosives	**Fricatives**	**Affrictave**	**Nasal**
Bilabial	प ब भ			म
Labiodental		फ व		
Lingual dental	त थ द ध			न
Lingual alvcolar	ट ठ ड ढ	स ल		ण
Palatal		श ष र	च छ ज झ क्ष	
Velar	क ख ग घ	य		

Quadro 3 Modo de produção - Consoantes inglesas

Place	Manner of production				
	Plosive	**Fricative**	**Affricative**	**Semi vowel**	**Nasal**
Bilabial	P (pole) b (bowl)			W (watt)	M (sum)
Labial dental		F (fat) v (vat)			
Lingual dental		T (thigh) h (thy)			
Lingual alveolar	T (toll) d (dole)	S (seal) z (zeal)		L (lot)	N (sun)
Palatal		Z (azure)	Ch (choke) j (joke)		
Velar	K (koal) g (goat)				Ng (sing)

Análise automatizada da fala

Sistema de reconhecimento de voz baseado em computador (ASR)

Os pacientes podem estar insatisfeitos com a sua prótese dentária devido aos efeitos na sua fala, pelo que a qualidade da produção da fala é uma medida importante para o sucesso da reabilitação dentária. O reconhecimento automático da fala baseado na polifonia avalia a qualidade da fala com base na percentagem de precisão da palavra (WA). Um painel de terapeutas da fala profissionais também julgou a aceitabilidade da fala. O sistema baseado em computador está altamente correlacionado com os resultados do painel de peritos em matéria de aceitabilidade da fala e exactidão das palavras.

Um estudo de imagem por ressonância magnética (MRI)

Muitas investigações têm sido feitas sobre o estudo dinâmico ou estático do tracto vocal com base na ressonância magnética. O desenvolvimento tecnológico em imagens de ressonância magnética tornou viável a investigação de articuladores durante a produção da fala. A ressonância magnética não é condicionada pelo posicionamento de um sujeito na obtenção de imagens de diferentes direcções e ângulos. As imagens de cada fatia do tracto vocal podem ser obtidas com uma qualidade aceitável para o estudo da produção da fala. A ressonância magnética em tempo real para produção da fala tem sido estudada em diferentes línguas como o francês, alemão, sueco, português europeu, finlandês, checo e japonês. Aqui, é realizado um estudo dinâmico de vogais malaias prolongadas. Investigar a produção de vogais malaias seria útil no diagnóstico de distúrbios de articulação. Em particular, dados como estes poderiam ser úteis como pronúncia vogal padrão de pessoas normais que podem ser comparados com outros dados para determinar qualquer distúrbio nesta matéria.

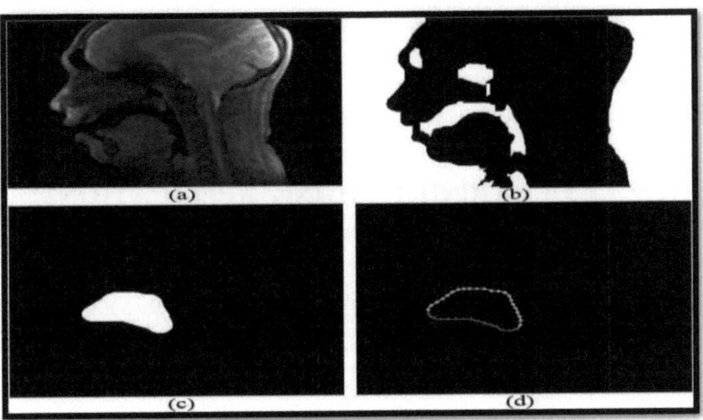

(a) um dos quadros de ressonância magnética do sujeito masculino investigado neste estudo; (b) as cavidadesobtidas após as operações de pré-processamento; (c) uma forma obtida da cavidade oral para fornecer os pontos iniciais do contorno activo; e (d) os pontos iniciais do contorno activo (inferior em vermelho e superior em amarelo).

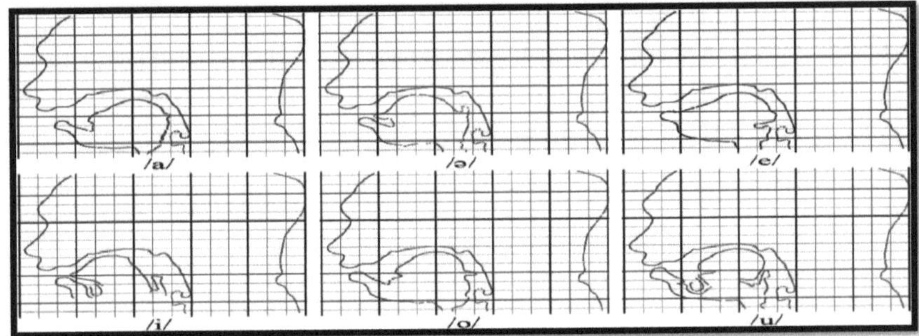

Os contornos da língua após a produção de cada vogal e o posicionamento da língua em estado estacionário.

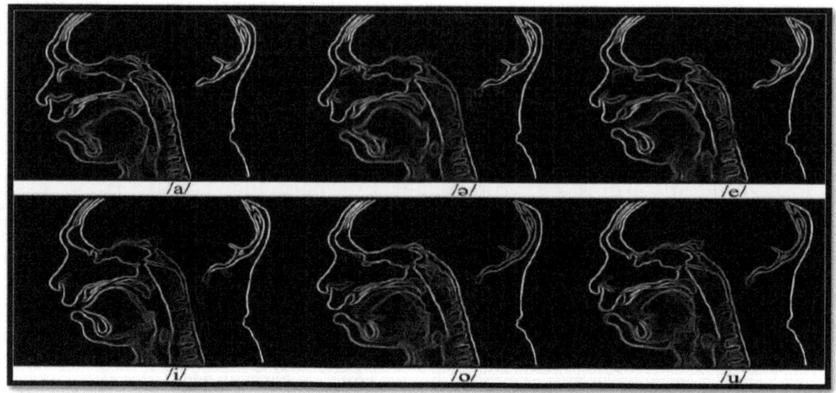

Efeito do movimento da língua em diferentes vogais.

APLICAÇÕES ULTRASOUND IMAGING APPLICATIONS A imagem ultra-sónica tem sido utilizada há décadas como instrumento de medição directa da língua para pesquisa da fala (por exemplo, Kelsey, Woodhouse & Minifie, 1969; Skolnick, Zagzebski & Watkin, 1975; Zagzebski, 1975). Uma máquina de ultra-som emite som de ultra-alta frequência através de um transdutor ou "sonda" contendo cristais piezoeléctricos. Quando esta sonda é mantida contra a pele do pescoço, o som viaja através da língua e é reflectido de volta para o transdutor, resultando em padrões de eco a partir dos quais são reproduzidas imagens bidimensionais da superfície da língua. Estas imagens podem ser visualizadas continuamente na própria máquina para feedback visual, ou gravadas em vídeo para análise posterior. Uma vez que o ultra-som não é capaz de fazer imagens através do osso ou do ar, só pode permitir a visualização da superfície da língua e não, por exemplo, do palato, da mandíbula ou da parede faríngea posterior. No entanto, é capaz de imaginar todo o comprimento da língua em movimento (sagitalmente, ou ao longo de qualquer eixo bidimensional), e de o fazer em alta resolução temporal (30 quadros/seg.), e com pouco ou nenhum desconforto ou perigo para o sujeito.

CINERADIOGRAFIA NA FALA

A posição óptima da secção faríngea do aparelho protético da fala pode agora ser determinada pela utilização da cineradografia. A localização adequada da secção faríngea de um aparelho protético da fala reduz a ressonância nasal, que é um problema comum em indivíduos com palato fendido. Os estudos cinerradiográficos com som são utilizados para avaliar a localização da secção faríngea porque revelam a função dos tecidos circundantes em relação à prótese e aos resultados da fala após o tratamento protético. Tanto o movimento das partes da prótese como os sons da fala são gravados em filmes gráficos de movimento. O risco de radiação é muito reduzido porque o sistema cineradiográfico utiliza o intensificador de imagem. O movimento rápido do palato mole durante a fala cria dificuldade em extrair informação dinâmica de roentgenogramas estáticos isolados expostos em momentos incertos durante o exercício da fala. A cineradiografia é um complemento valioso no diagnóstico e avaliação do tratamento de pacientes com palato fendido que necessitam de aparelhos protéticos da fala.

Fonoaudiologia com obturador...

Testes de Articulação

Quando são produzidos sons orais durante a fala, a válvula VP fecha direccionando tanto a energia sonora como o fluxo de ar da faringe para a cavidade oral. Uma vez que o fluxo de ar e o som viajam numa direcção superior dos pulmões para a orofaringe, a válvula VP deve fechar completamente para evitar a distorção da fala.

Teste de Emissões Nasais

A emissão nasal ocorre quando há uma tentativa de aumentar a pressão de ar intraoral para a produção de consoantes na presença de uma fuga através da válvula VP (ou de uma fístula oronasal). A emissão nasal pode ser muito suave ou muito alta, com base no tamanho da abertura. A grande abertura oferece pouca resistência tornando as emissões menos audíveis e vice-versa, pois as pequenas aberturas causam mais distorção da fala do que as que são maiores O teste é realizado utilizando uma palha ou um pedaço de tubo, sendo uma extremidade colocada à entrada do nariz do paciente e a outra extremidade ao ouvido do examinador. O paciente é então solicitado a produzir sons orais como pa, ba, c, e da, seguidos de palavras com sílaba 'k'. p. ex. Gato, bolso, andar, etc. Com o fecho normal do VP, nenhum som será ouvido através da palha. Se o ar for ouvido em voz alta através da palha durante este período, indica emissão nasal. Esta perda de pressão de ar através do nariz torna a articulação fraca em intensidade e pressão. O mesmo pode ser testado usando um dedo debaixo da narina ou um pedaço de papel/espelho segurado debaixo da narina.

Clareza de discurso

Pede-se ao paciente que produza os seguintes tipos de amostras de fala, como por exemplo:

1. Frases e frases carregadas com fonemas sensíveis à pressão Eg: ela vende conchas no lado do mar.

Escolher o queijo, etc. 1.Contando de 60 a 69

2. Discurso espontâneo, narrativa, narração, etc.

O grau de clareza produzido pode ser notado numa escala de 1-6 (onde 1 é para os pobres e 6 é para os excelentes)

Teste de Ressonância Oral Nasal

Semelhante ao teste de emissão nasal e é determinado pela audição da fala conectada e também pela verificação das emissões nasais audíveis. Os testes são feitos com nares em estados oscluídos e não ocluídos. A fala é avaliada quanto a hipernasalidade, hiponasalidade, ou uma mistura de ambas. Isto é feito pedindo ao doente para produzir amostras de fala como:

1. Vogais individuais e consoantes prolongadas Ex: papapa; pipipipi; sasasasa; sisisisi, etc.

1. Repetição de consoantes nasais como m, n, e ng (para verificar a hiponasalidade).

Ambos os tipos de fotografias as áreas de contacto negro reflectem a soma dos contactos articulatórios que ocorreram na pronúncia da palavra investigada; não mostram a posição da língua em nenhum momento em particular.

Obturator deriva do verbo latino, Obturare, que significa "fechar" ou "desligar". Esta definição fornece uma descrição apropriada do objectivo da obturação em pacientes com incompetência ou insuficiência velofaríngea. Uma prótese colocada após a ressecção de porções da maxila óssea e estruturas adjacentes é basicamente uma prótese de cobertura para restabelecer a divisão oral- nasal. A extensão superior do obturador no defeito fornece a base para uma melhor retenção, estabilidade e suporte para a prótese. Há muito pouco movimento dos tecidos adjacentes a estes defeitos. Em contraste, os obturadores construídos para pacientes com defeitos do palato mole devem funcionar em concertação com os tecidos periféricos que apresentam um movimento considerável.

As próteses obturadoras fabricadas para pacientes com défices velofaríngeos variam com a localização e natureza do defeito ou deficiência.

Uma vez que a maioria das ressecções inclui estruturas adjacentes, o delicado equilíbrio funcional do mecanismo velofaríngeo também será afectado em graus variáveis, dependendo da extensão da ressecção inicial e do método de defeitos cirúrgicos são revestidos e/ou fechados principalmente com vários tipos de abas ou um enxerto de pele. Portanto, pode ser pedido ao prostodontista que restaure um defeito velofaríngeo que pode, em parte, ser não funcional. Se os tecidos moles periféricos ao defeito não apresentarem algum movimento, raramente a fala será normal com uma prótese obturadora protética ou reconstrução cirúrgica. O movimento das paredes laterais e posteriores e o movimento do palato mole residual são essenciais para qualquer dos métodos de reabilitação.

Obturação Cirúrgica Imediata e Atrasada:-

Se for contemplada a ressecção das porções do mecanismo velofaríngeo para o controlo da doença neoplásica, pode ser indicada a colocação de um obturador cirúrgico imediato ou retardado. A obturação cirúrgica imediata é mais útil em pacientes dentulentos, onde todo o palato mole deve ser ressecado. Nos pacientes desdentados, ou em pacientes com ressecções mediais ou laterais posteriores limitadas, a obturação retardada pode ser o tratamento de escolha. A principal vantagem dos obturadores cirúrgicos imediatos para defeitos do palato mole é o suporte e retenção da embalagem cirúrgica.

Obturação Cirúrgica Imediata :-

Os obturadores cirúrgicos imediatos, construídos presurgicamente, são aproximações em relação ao nível de colocação e aos contornos das margens laterais e posteriores. O trabalho de adivinhação pode ser minimizado se for obtida uma impressão alargada do palato mole.

Após a recuperação do elenco, este é alterado para corresponder ao defeito proposto. O nível superior- inferior do obturador é determinado pelo plano do palato duro. O gesso é alterado para estender o plano palatal até 2 a 3 mm da posição estimada da parede faríngea posterior. A largura do obturador é determinada pela largura do palato mole. Estas directrizes produzirão normalmente uma prótese que não será sobre-extendida. Podem ser necessários ajustes na cirurgia para evitar o contacto excessivo dos tecidos ou para dar espaço a uma sonda nasogástrica. A adaptação durante o período pós-operatório imediato não precisa de ser precisa, uma vez que a embalagem cirúrgica irá corrigir discrepâncias menores. Além disso, alguns pacientes terão um tubo de traqueostomia colocado na cirurgia, pelo que a fala será comprometida durante o período pós-operatório imediato.

Aproximadamente 7 a 10 dias pós-cirúrgicos, a prótese é removida juntamente com a embalagem cirúrgica. As margens laterais e posteriores da prótese são verificadas quanto ao contacto com o tecido. São feitas correcções adequadas e é adicionado material de tratamento de tecido às margens laterais da prótese. O paciente é instruído a realizar movimentos de cabeça e deglutição para activar o complexo velofaríngeo e moldar o material de revestimento. Muitas vezes, os pacientes relutam em activar inicialmente a restante musculatura velofaríngea devido a desconforto, edema, e possíveis défices neurológicos. Assim, a fala no período pós-operatório imediato pode ser abafada, uma vez que os movimentos laterais da parede faríngea são necessários para controlar as emissões nasais e estabelecer um equilíbrio de ressonância adequado. À medida que a cura progride e os tecidos periféricos apresentam uma maior amplitude de movimentos, será necessário aparar e reaplicar um revestimento adequado. À medida que o edema diminui e o movimento destes tecidos aumenta, a fala também irá melhorar. O paciente é monitorizado com consultas sequenciais até que a prótese definitiva possa ser construída.

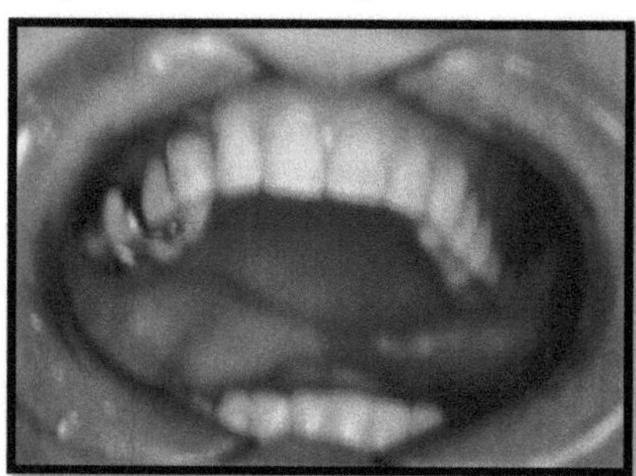
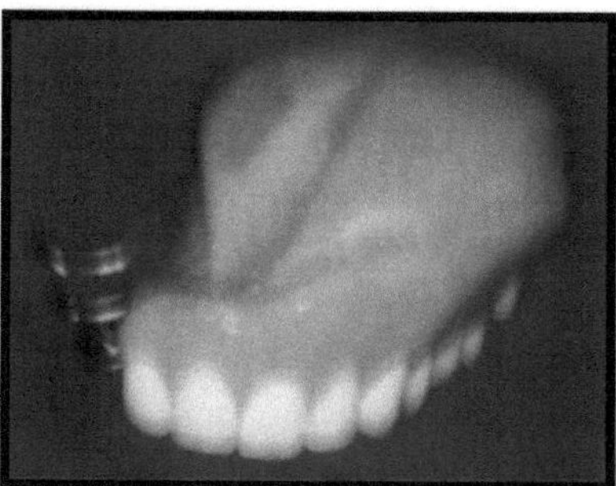

Fig. 16: Obturador imediato

Obturação Cirúrgica Atrasada:-

Os pacientes com defeitos menores da borda posterior ou lateral do palato mole são frequentemente melhor servidos com obturação cirúrgica retardada. Se o defeito for limitado, o edema pós-cirúrgico tenderá a mascarar o defeito velofaríngeo durante o período pós-cirúrgico inicial. À medida que a cicatrização progride, o paciente pode ser considerado para uma prótese cirúrgica retardada. Em pacientes desdentados ou parcialmente desdentados, deve ser considerada a fixação do obturador cirúrgico retardado à prótese total ou parcial da maxila existente.

Obturação Definitiva:-

Os pacientes que exibem um movimento considerável do complexo velofaríngeo residual durante a função têm um prognóstico excelente para alcançar uma fala normal com próteses. O movimento das paredes laterais faríngeas é essencial para o controlo da emissão nasal.

O obturador é ligado a uma prótese convencional. Se o paciente estiver dentulento, uma estrutura de prótese parcial removível retém o obturador. O obturador deve ser rígido. Portanto, não tenta duplicar os movimentos do palato mole. É uma plataforma fixa de resina acrílica que proporciona contacto superficial para a restante musculatura do mecanismo velofaríngeo durante a função. Se as paredes laterais e posteriores da faringe exibirem movimentos normais, existirá um espaço entre estas estruturas e o obturador quando estes tecidos estiverem em repouso. O espaço circundante permite respirar através da cavidade nasal e a produção de fonemas consonantais.

O nível de colocação ideal do obturador na nasofaringe é determinado pela posição de movimento do mecanismo velofaríngeo residual. A crista de Passavant e o tubérculo anterior do atlas podem variar de localização em relação ao fecho velofaríngeo normal. Portanto, marcos definitivos relativos à colocação do obturador são alguns que são difíceis de delimitar. Como regra geral, o prostodontista deve considerar as seguintes directrizes para a localização do segmento obturador da prótese:-

1. O obturador para um paciente adulto deve ser localizado na nasofaringe ao nível do fecho velofaríngeo normal.
2. A margem inferior do obturador não deve estender-se abaixo do nível inferior de actividade muscular exibida pelo complexo velofaríngeo residual.
3. A margem superior do obturador não deve estender-se acima do nível de actividade muscular.
4. A extensão inferior do obturador será normalmente uma extensão do plano palatino, e estender-se-á até à parede faríngea posterior.

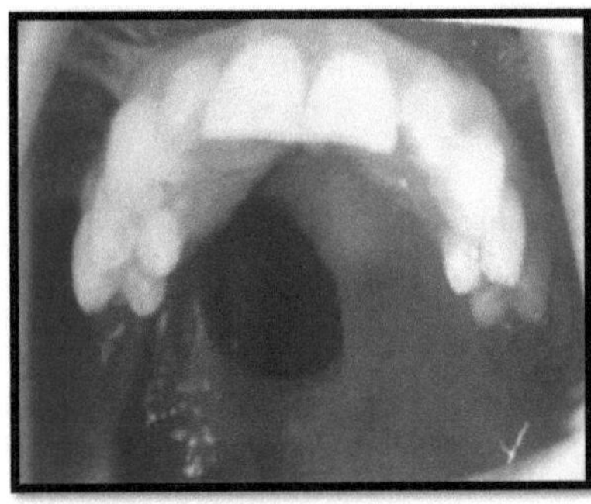

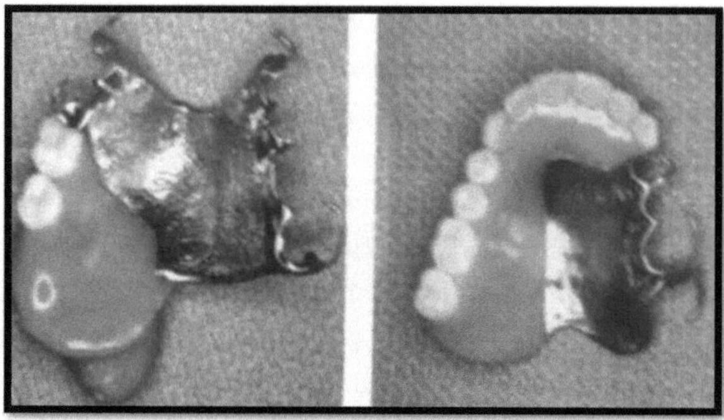

Fig. 17: Mostrar obturador permanente

Avaliação da fala após a colocação do obturador:-

O prostodontista pode necessitar da assistência de um fonoaudiólogo para avaliar os erros de articulação e o equilíbrio inadequado da ressonância oral-nasal. Os pacientes com palato fendido necessitarão invariavelmente de terapia da fala para utilizar a sua prótese obturadora de forma mais eficaz, enquanto os pacientes com obturadores para defeitos adquiridos do palato mole normalmente não necessitam desta requalificação. O teste de articulação ou o Teste de Articulação por Pressão de Iowa pode ser administrado pelo prostodontista, mas os julgamentos definitivos relativos à deficiência articulatória devem ser reservados para o fonoaudiólogo. Os pacientes com hipernasalidade apresentam frequentemente gripes faciais para ocluir parcialmente as narinas e a válvula nasal, ou posturas anormais da língua como ajuste compensatório para reduzir a emissão nasal.

O obturador é ajustado ao ponto em que o paciente pode produzir um "p" claro e um som "f" ou "s" sustentado sem emissão de ar através do nariz, bem como sons compreensíveis de consonarit nasal, tais como "m". Vários autores sugeriram que a pressão sustentada necessária para o fonema "s" pode ser um método fiável de avaliação da eficácia do obturador. Enquanto que uma maior pressão intraoral pode ser necessária para os pára-plosivos, tais como "p", a pressão sustentada necessária para os pára-plosivos, tais como "p", a pressão sustentada necessária para "s" atenua a elevação compensatória da língua para ajudar ao fecho. Os testes discutidos anteriormente, tais como videofuoroscopia multiview, medições comparativas do fluxo de ar oral e nasal, e endoscopia oral e nasal, ajudarão a avaliar o equilíbrio de ressonância percebido. A endoscopia nasal, especialmente, pode ser muito útil, uma vez que este instrumento não interfere com a fala. Aberturas maiores podem ser visualizadas através do âmbito, enquanto que a borbulhagem de muco pode indicar aberturas menores que requerem correcção.

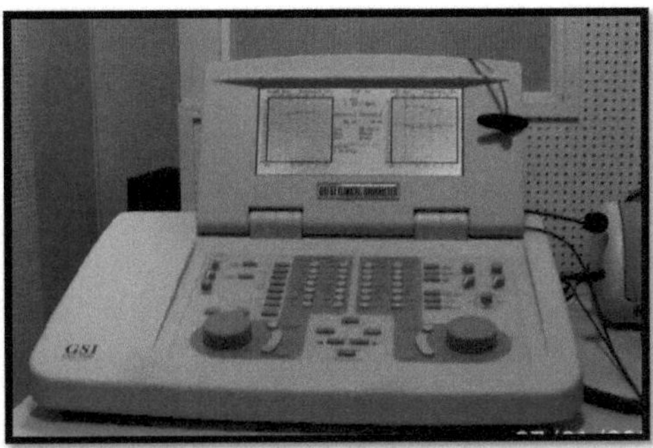

Fig. 18: Mostrando o videofluoroscópio Multiview

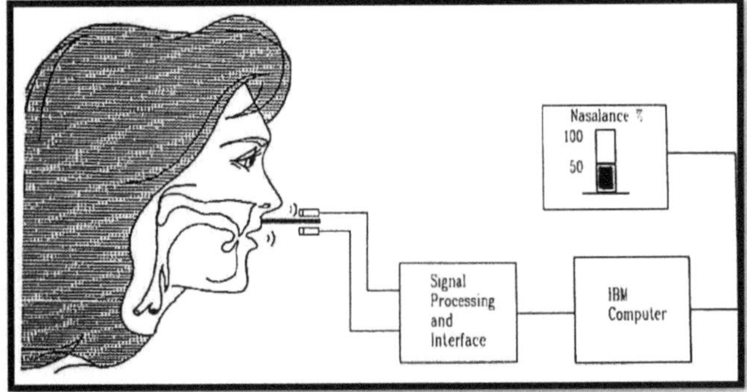

Fig. 19: Vista esquemática do videofluoroscópio

Obturação de Defeitos de Fronteiras Pósteres de Paladar Suave:-

Os pacientes desta categoria foram submetidos a ressecções cirúrgicas da porção posterior do palato mole para controlo da doença neoplásica. Apresentam uma variedade de defeitos, mas a porção anterior do palato mole permanece intacta, com fixação à borda posterior dos ossos palatinos. Inclui a obturação de dois protótipos de defeitos. Primeiro, defeitos da borda posterior mediana, que ocorrem após a ressecção cirúrgica das lesões da úvula e do véu palatino posterior. Segundo, defeitos da borda posterior lateral, que ocorrem após a ressecção das lesões do pilar anterior da tonsila e da região retro molar. Em ambos os casos, o mecanismo velofaríngeo pode estar comprometido, e a obturação protética é geralmente o tratamento de escolha.

Foram utilizadas duas abordagens para atravessar o palato mole residual. Um método é registar o véu palatino em repouso. Depois de o palato mole ser contornado, o obturador é estendido de forma superior atrás do palato mole até ao nível adequado para a obturação. Esta abordagem será discutida nesta secção. Um segundo método consiste em deslocar o palato mole residual de forma superior com a extensão do palato mole, a fim de colocar o obturador na área adequada na nasofaringe. Tal prótese é designada por prótese elevatória palatina.

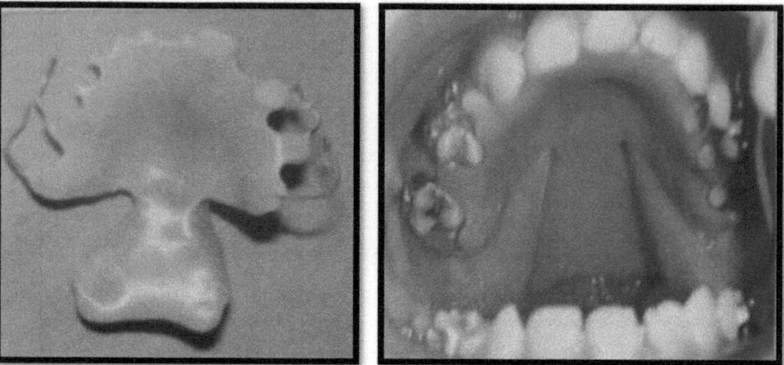

Fig. 20: Obturador com extensão de paladar mole

Próteses de Implantes retidos e Obturadores Suportados:-

Em pacientes com defeitos de palato mole, os implantes osseointegrados permitem a concepção e fabricação de próteses completas com capacidades de retenção semelhantes às próteses para pacientes dentulentos com estruturas de prótese parcial. Se o defeito do palato mole não tiver resultado no comprometimento da área de selagem palatina posterior, e as estruturas palatinas residuais forem favoráveis, dois implantes, colocados no segmento pré-maxilar na região das cúspides, serão um suplemento suficiente para a retenção, estabilidade e suporte derivados das estruturas residuais. Contudo, se o defeito tiver comprometido a área de selagem palatal posterior, e/ou as estruturas palatinas residuais fornecerem estabilidade e suporte insuficientes para a prótese, 4 ou mais implantes devem ser colocados.

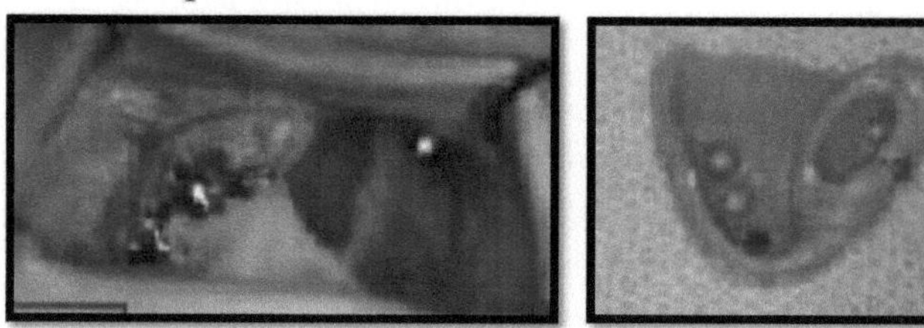

Fig. 21: Obturador com suporte de implantes

Próteses Palatinas de Elevação:-

A popularidade da prótese elevatória palatal aumentou desde que foi defendida pela primeira vez por Gibbons e Beumer. Este tipo de prótese é especialmente útil para pacientes com incompetência velofaríngea que exibem um controlo motor comprometido do palato mole e da respectiva musculatura.

Exemplos de miastenia gravis, acidentes cerebrovaculares traumatismos cerebrais, poliomielite bulbar, paralisia cerebral, ou lesões no palato mole (como sequelas após adenoidectomia, amigdalectomia, ou ressecções maxilares), ou com pacientes com fissura palatina com insuficiência palatina e palato fendido submucoso. O objectivo da prótese de elevação palatina é deslocar o palato mole para o nível de elevação palatina normal, permitindo o fecho por acção da parede faríngea. Se o comprimento do palato mole for insuficiente para efectuar o fecho após o deslocamento máximo, a adição de um obturador pode ser necessária atrás do palato mole deslocado. É necessário um movimento lateral adequado da parede faríngea para que o elevador seja eficaz. Deve existir um espaço para respirar lateralmente entre o palato mole deslocado e as paredes faríngeas em repouso.

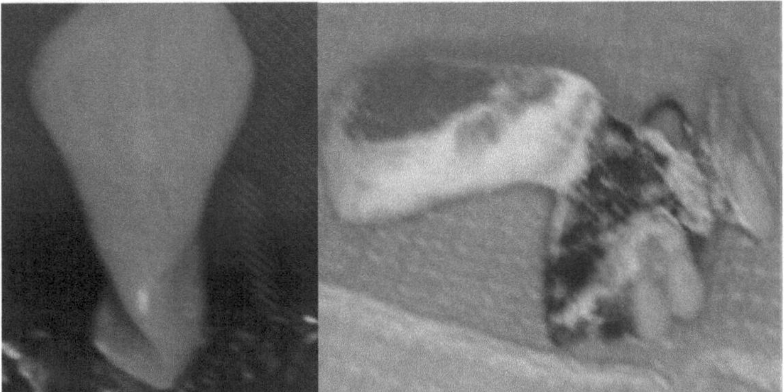

Fig. 22: Prótese elevatória palatal

As vantagens das próteses elevatórias palatinas são as seguintes:-

1. A resposta da mordaça é minimizada devido à posição superior e à pressão sustentada da porção de elevação da prótese contra o palato mole.
2. A fisiologia da língua não é comprometida devido à posição mais superior da extensão palatal.
3. O acesso à nasofaringe para o obturador (se necessário) é facilitado,
4. A parte de elevação pode ser desenvolvida sequencialmente para ajudar a adaptação do paciente à prótese.
5. O princípio do elevador tem aplicação a uma população de pacientes diversificada que não pode ser tratada tão eficazmente com cirurgia palatal ou outros tipos de próteses obturadoras.

Uma prótese elevatória palatal está contra-indicada se: -

1. A retenção adequada não está disponível para a prótese básica,
2. O paladar não é deslocável, ou
3. O paciente não é cooperante.

A deslocabilidade do palato mole pode ser verificada através da elevação mecânica do palato mole com um espelho de boca.

Próteses de Obturadores Meatais:-

Uma prótese obturadora de carne foi primeiramente descrita por Schalit, e mais tarde defendida por Sharry. Um obturador de carne estabelece o fechamento com estruturas nasais a um nível posterior e superior à extremidade posterior do palato duro. O obturador estende-se de forma superior e ligeiramente posterior à borda do palato duro, separando a nasofaringe e as cavidades nasais ao nível da concha posterior. Não existem tecidos móveis nesta área e o fecho é estabelecido contra as turbinas, o vómer residual (se presente), e o telhado da cavidade nasal. O defeito palatal deve ser tão largo como a área a ser obturação, ou o obturador rígido de carne não pode ser considerado. Os obturadores de carne são utilizados com pouca frequência, mas podem ser indicados para pacientes com defeitos extensos do palato mole que apresentem um reflexo de mordaça muito activo. De facto, podem ser o obturador de eleição para pacientes desdentados quando a retenção é um problema. A extensão da carne não é tão longa como os obturadores mais convencionais anteriormente descritos, e pode ser bastante fina na sua dimensão anterior-posterior, já que o contacto com tecidos móveis não é uma consideração. Assim, adiciona-se menos peso à dentadura maxilar completa. Além disso, a força de deslocamento para baixo da extensão do obturador está mais próxima dos tecidos de suporte da prótese-mãe.

As desvantagens deste desenho são óbvias. Em primeiro lugar, o obturador não permite ao paciente controlar a emissão de ar nasal porque está posicionado numa área desprovida de função muscular. O fluxo de ar nasal é criado pela perfuração do orifício no obturador ou pela redução das suas extensões laterais. Consequentemente, a passagem nasal é obstruída, levando a uma fala hiponasal e a uma respiração nasal deficiente, ou aberta, predispondo a uma emissão nasal excessiva. Por conseguinte, a terapia da fala não é normalmente indicada ou eficaz para refinar a fala após a colocação do obturador. Em segundo lugar, as distorções na ressonância nasal são evidentes porque a cavidade oral e a orofaringe e nasofaringe são aumentadas em tamanho e a cavidade nasal é reduzida proporcionalmente. Terceiro, a superfície anterior do obturador carnal pode actuar como uma barragem ao dificultar os padrões normais de drenagem pós-nasal, levando à acumulação de secreções mucosas anteriores à prótese. Assim, a remoção frequente da prótese é necessária para a sua limpeza. Apesar destas dificuldades, as próteses obturadoras de carne irão melhorar a fala, e podem ser ajustadas para permitir a respiração nasal.

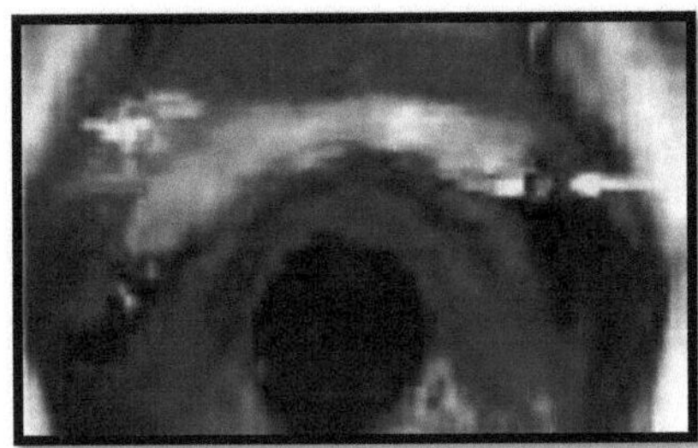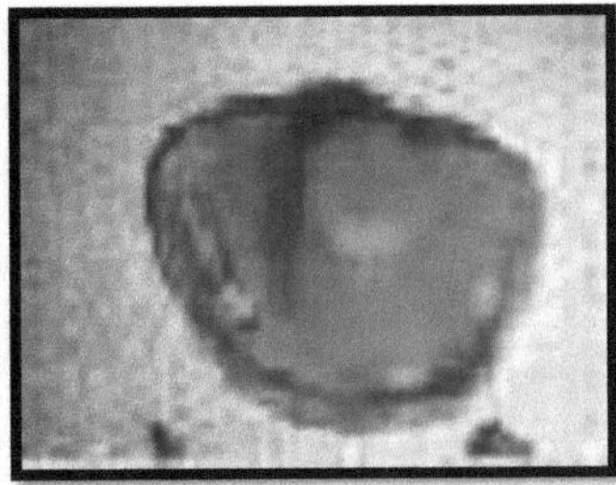

Fig. 23: Obturador de Meatal

Problemas de comunicação associados à fissura palatina:-

As fendas dos lábios e do palato afectam a fala de duas formas principais:
-

A qualidade da voz torna-se desviante, e a articulação é prejudicada. A qualidade da voz é a de um excesso de nasalidade. Há também tipos únicos de erros de articulação presentes em altifalantes de palato fendido. Têm mais problemas com os plosivos, fricativos e aficativos, uma vez que estes requerem o armazenamento da pressão de ar por detrás do fecho ou da abertura estreita. Os sons vocalizados parecem ser mais fáceis do que os não vocalizados, mas as misturas de consoantes apresentam dificuldades consideráveis. Os erros de distorção devem-se principalmente à emissão nasal, a pessoa que snifa os sons do seu nariz.

Avaliação:-

A avaliação de uma criança com fissura palatina deve ser abrangente e incluir :-

1. Uma impressão da eficácia comunicativa total da criança.
2. Informação sobre o histórico do caso.
3. Uma inspecção do mecanismo oral.
4. Uma avaliação da audiência.
5. Uma revisão da adaptação psicológica e social do indivíduo.
6. Uma avaliação linguística.
7. Uma avaliação da competência velopharangeana da criança.
8. Testes de articulação.

Tratamento

Os objectivos da terapia são:-

    a. Para diminuir a emissão nasal, a hipernasalidade e a articulação defeituosa.

    b. Para melhorar a pressão do ar oral e o fluxo de ar oral.

    c. Para eliminar focos anormais de tensões e contracções anormais das narinas.

d.	Para activar a língua, o lábio e as mandíbulas
e.	Para melhorar o ritmo respiratório da fala e o seu ritmo e controlo.
f.	Para melhorar a contracção velar e faríngea.

Controlos de pressão de ar:-

A pressão do ar com na boca varia com os vários sons da fala. O plosivo e os sibilantes requerem a maior pressão de ar. Os sons vocalizados requerem menos do que os sons facturados. Os pacientes com fissuras palatinas usam frequentemente fechos muito apertados e libertações repentinas. Isto não é sensato, uma vez que é necessária muito mais pressão de ar para plosivos (como /t/ e /d/) do que para o contacto solto, tipo de libertação lenta.

Os fricativos utilizam um canal estreito para o fluxo de ar, mas os pacientes com fendas palatinas utilizam os mais estreitos que requerem uma maior pressão de ar e, por isso, a emissão nasal tende a ocorrer.

Grande parte da válvula de estímulo de um som pode ser aumentada prolongando a sua duração. O som fraco deve ser mantido por mais tempo. Um som ligeiramente prolongado /f/ na palavra peixe, mesmo que mais fraco no fluxo de ar, será compreendido tão prontamente como um mais rápido e forte. Muitos patologistas da fala ensinam os seus clientes com fissura palatina a abrir amplamente a boca na fala, na medida do possível, sem parecer anormal. Melhora marcadamente a fala, já que qualquer abertura maior atrai o fluxo de ar. As aberturas maiores da boca para as vogais tendem a produzir contactos mais soltos dos lábios e da língua, e aumentam   certamente a consciência da boca em vez do nariz.

Formação muscular:-

É possível melhorar o estado da pressão do ar com na boca, fechando a fuga de ar, melhorando o fecho velopharangeal. Muitos dos músculos são fracos e podem ser reforçados através de um adequado. Exercícios se a cirurgia ou prótese tiver sido bem sucedida na criação da condição para um possível fechamento (Mc Willions, Morries, & Shelton, 1984; Karnell e Van Demark, 1986). Se o paciente com fenda palatina puder fluir por um balão ou apito ou se a inspecção com espelho dentário mostrar boas oclusões da nasofaringe, devemos ser capazes de o ajudar a usar algum fecho na fala.

Exercícios de sopro:-

Os exercícios de sopro têm sido utilizados com mais frequência do que qualquer outro dispositivo único para reforçar o paladar. O sopro toma pressão de ar, e se o ar tiver de sair da boca, uma abertura velofarangeal reduzirá essa pressão o suficiente para reduzir o fluxo de ar através da boca a um grau considerável.

Os exercícios de sopro ajudam o paciente a tornar-se consciente da boca, podem ajudá-lo a discriminar os dois canais de fluxo de ar; podem ajudá-lo a aumentar a quantidade de pressão de ar oral necessária para boas articulações; e podem melhorar a contracção dos músculos velar e faríngeo.

Os palatogramas são a área de contacto da língua para um determinado som exposto num palato artificial através de um meio de pó de talco não perfumado.

Pré-Requisitos para fazer um Palatograma

1. O palato artificial deve ser adaptado com precisão e refinado para que possa ser usado confortavelmente sem adesivo até que a fala seja normal e natural. O sujeito que não se acomoda ou que mordaça após um período de 15 minutos de prática da fala não deve ser utilizado, porque palatogramas de fala defeituosa teriam um valor duvidoso e a mordaça torna a palatografia impossível.

2. O sujeito deve ser treinado para pronunciar o som distintamente, e depois abrir a boca com a língua achatada (fora de contacto com o palato) e não tentar engolir até que o palato seja removido. Várias tentativas devem preceder a realização do palatograma para assegurar que o doente possa pronunciar o som distintamente e abrir imediatamente a sua boca sem que o paladar entre em contacto com a língua.

3. O meio de rastreio não deve ser de mau gosto nos sabores ou aparência e deve ter uma consistência que permita uma aplicação fácil e remova do paladar artificial. A cor do meio deve contrastar com o paladar o suficiente para mostrar prontamente a área de contacto com a língua.

4. O palato deve ser secado minuciosamente antes de ser limpo com talco, e deve ter-se o cuidado de inserir e remover o palato polvilhado para evitar o contacto com os dedos, o que esborrataria o traçado. Ao pronunciar o fonema, a língua húmida remove o talco da zona de contacto, deixando um traçado claro.

As dificuldades de fala como sequelas de reabilitação oral com próteses completas são geralmente um problema transitório. Quando encontradas, as dificuldades podem não ser facilmente resolvidas. Por conseguinte, devem ser feitos esforços para as evitar através de registos de pré-tratamento ou avaliação da fala e fornecimento de informação aos pacientes sobre o provável desvio inicial da fala normal, imediatamente após a reabilitação oral. Se persistirem dificuldades persistentes para pronunciar determinados sons ou outras perturbações da fala durante mais de 2 a 4 semanas, recomenda-se o seguinte protocolo -

1. Se o paciente tiver a experiência anterior com a dentadura completa, compare o novo conjunto com o antigo para diagnosticar possíveis diferenças de design de significado para a produção da fala.

2. Fazer as modificações necessárias; a cera macia pode ser útil.

3. mandar verificar a audição do paciente. Um défice auditivo irá prolongar o período de adaptação e torná-lo mais difícil.
4. Se o problema relatado/perceber que não pode ser resolvido por métodos dentários, o paciente deve ser encaminhado para o fonoaudiólogo.

No passado, esperava-se que o terapeuta da fala realizasse o diagnóstico, bem como a gestão daqueles que sofrem de perturbações da fala. No entanto, uma elevada proporção de crianças ou pessoas encaminhadas para terapeuta da fala sofrem de doenças que afectam directamente a estrutura e função dos lábios, língua e palato, ou sofrem de condições que são as principais causas das suas dificuldades de fala, por exemplo, defeito mental ou perda de audição, muitas apresentam anomalias psiquiátricas que podem ser primárias ou secundárias ao seu defeito de fala.

Por conseguinte, é importante que a avaliação da pessoa seja considerada como uma avaliação que merece uma abordagem de equipa, embora a equipa possa diferir no conteúdo de acordo com a natureza da deficiência infantil - sendo o terapeuta da fala o membro constante da equipa.

Nas próteses maxilo-faciais, o clínico pode ter a responsabilidade de restabelecer a integridade velofaríngea para proporcionar o potencial para uma fala aceitável.

O maior grupo de pacientes com fala defeituosa é o dos pacientes com fissuras congénitas do palato mole. A maioria dos defeitos do palato mole adquiridos resultam da ressecção cirúrgica de doenças/traumas neoplásicas. Os protéticos desempenham um papel importante na restauração da fala nestes pacientes ao darem próteses palatinas; levantar próteses.

Não só o rosto, mas também a fala reflecte também o ser interior de um indivíduo. Qualquer anormalidade ou defeito no mesmo pode afectar a sua psicologia e o seu comportamento social. Assim, um prostodontista desempenha um papel fundamental na compreensão dos mecanismos básicos envolvidos nas várias patologias da fala e proporciona um tratamento prudente para o mesmo, a fim de realçar a personalidade de um indivíduo.

Referências

1. **Allen L.R.** "Melhoria da fonética na construção da dentadura". J Prosthet Dent1958; 8(5): 753-763.

2. **Andrews, G., Craig, A., Feyer, A.M., Hoddinott, S., Howie, P. e Neilson, M (1983)** gaguejando: uma revisão dos resultados da investigação e das teorias em torno da gagueira. Journal of speech and Hearing disorder 8, 226-246.

3. **Burnett C.A.** "Mandibular incisor position for English Consonant Sounds". Int J Prosthodont 1999; 12: 263-271.

4. **Burnett C.A. e Clifford T.J.** "Closest speaking space during the production of sibilant sounds and its value in establishing the vertical dimension of oclusion". J Dent Res 1993; 72(6): 964-967.

5. **Burnett C.A. e Clifford T.J.** "O envelope da fala mandibular em sujeitos com e sem desgaste incisal dos dentes". Int J Prosthodont 1999; 12: 514-518.

6. **Callan DE, Kent RD, Guenther FH, Vorperian HK:** Um modelo de rede neural de produção de fala baseado em feed back auditivo que é robusto às mudanças de desenvolvimento no tamanho e forma do sistema articulatório. J. Speech Lang Hear Res. 2000 Jun; 43(3):721-36.

7. **Chaney S.A., Moller K.T. e Goodkind R.J.** "Effects of immediate dentures on certain structural and perceptual parameters of speech". J Prosthet Dent. 1978; 40(1): 8-28.

8. **C-Hanson, (1941),** Palatography as an aid to the improvement of articulatory movements, J. Speech disorders, 6:115-124.

9. **Chierici G. e Lawson L.** "Clinical speech considerations in prosthodontics": Perspectivas do prostodontista e do fonoaudiólogo". J. Prosthet. Dent. 1973; 29(1): 28-39.

10. **Crum R.J. e Laiselle R.J.** "Percepção oral e propriocepção. Uma revisão da literatura e do seu significado para a dentisteria protética". J. Prosthet Dent. 1972; 28(2): 214-230.

11. **Farley DW, Jones JD, e Cronin RJ:** Avaliação por palatograma de dentaduras completas maxilares: J. Prostodonte. 1998 Jun; 7(2):84-90.

12. **Fletcher S.G.** "Produção da fala após glossectomia parcial". J Speech and Hearing Disorders, 1988; 57: 232-238.

13. **Fletcher SG:** Produção da fala após glosectomia parcial. J. Discurso Desordem auditiva. 1988 Ago.53 (3):232-8.

14. **Garcia R.C.M.R., Oliveira V.M.B., Del Bel Cury A.A.** "Efeito de novas próteses na distância interoclusal durante a fala". Int J Prosthodont 2003; 16: 533-537.

15. **George J.P.** "Utilização do cinesiógrafo para medir os movimentos mandibulares durante a fala: Um estudo piloto". J Prosthet Dent1983; 49: 263-269.

16. **Harley W.T.** "Palatografia dinâmica - um estudo dos contactos linguopalatinos durante a produção de sons de consoantes seleccionadas". J Prosthet dent 1972; 27(4): 364-375.

17. **Harries M, Hawkins S, Hacking J, Hughes I.** : Mudanças na voz masculina na puberdade: Comprimento da prega vocal e a sua relação com a frequência fundamental da voz. J. Laryngol Otol. 1998 Maio: 112(5) 451-4.

18. **Hawkins C.H., Sterrett J.D., Murphy H.J. e Thomas J.C.** "Ridge contour related to esthetics and function". J Prosthet Dent 1991; 66: 165-8.

19. **Hongama S, Ishikawa M, Kawano F, e Ichikawa T:** Dentadura completa com prótese palatina removível: relatório de caso e avaliação clínica : Quintessence Int. 2002 Out: 33(9):675-8.

20. **Hongama S., Ishikawa M., Kawano F. e Ichikawa T.** "Dentadura completa com uma prótese palatina removível de elevação: Um relatório de caso e avaliação clínica". Quintessence Int 2002; 33: 675-678.

21. **Howell P.G.T.** "Relações incisais durante a fala". J Prosthet Dent 1986; 56(1): 93-99.

22. **Howell P.G.T.** "Relações incisais durante a fala". J Prosthet Dent 1986; 56(1): 93-99.

23. **Hueychung Ghi e McGivney G.P.** "Influence of tooth proprioception on speech articulation". J Prosthet Dent 1979; 42(6): 609-613.

24. **Kaires A.K.** "Pressões palatinas da língua em fonética e deglutição". J. Prosthet. Amolgadela. 1956; 305-315.

25. **Kessler B.** "An analysis of the tongue factor and its functioning areas in dental prosthesis". J. Prosthet. Amolgadela. 1955; 5(5): 628-635.

26. **Kessler H.E.** "Fonética na construção de dentaduras". J. Am Dent. Assoc. 1957; 54: 347-351.

27. **Kessler, H.E.:** Phonetics in denture construction, J.A.D.A. 54:347-351, 1957.

28. **Kimball H.D. e Muyskens J.H.** "Reconstrução da fala após prótese: Relato de um caso". J. Am. Dent. Assoc. 1937; 1158-1168.

29. **Lawson W.A.** "Discurso e sua relação com a medicina dentária". Amolgadela. Prosthet. 1969; 19(5): 150-157.

30. **Magen HS, Kang AM, Tiede MK, Whalen DH :** Posição posterior da parede faríngea na produção do discurso J. Speech Lang Hear Res. 2003 Feb.46(1):241-51.

31. **Maritato F.R. e Douglas J.R.** "Dentadura completa - Um guia positivo para a colocação de dentes anteriores". J Prosthet Dent 1964; 14(3): 848-853.

32. **Martone A.L. e Edwards** "O fenómeno da função em dentisteria protética de prótese dentária completa Parte II". J. Prosthet Dent. 1962; 12(1): 4-27.

33. **Martone A.L. e Edwards** "O fenómeno da função em dentisteria protética de prótese dentária completa Parte III". J. Prosthet Dent. 1962; 12(1): 207-219.

34. **Martone A.L., e Black J.W.** "The phenomenon of function in complete denture prosthodontics - An approach to prosthodontics through speech science. Parte IV. Fisiologia da Fala". J Prosthet Dent 1962; 12(3): 408-419.

35. **Martone A.L., e Black J.W.** "The phenomenon of function in complete denture prosthodontics - An approach to prosthodontics through speech science Part V. Speech Science Research of Prosthodontic significance". J Prosthet Dent 1962; 12(4): 628-636.

36. **Martone A.L., e Black J.W.** "The phenomenon of function in complete denture prosthodontics - Clinical applications of concepts of functional anatomy and speech science to complete denture prosthodontics". Parte VI. A fase de Diagnóstico". J Prosthet Dent 1962; 12(5): 816-834.

37. **Martone, A.L.:** estudos clínicos para determinar a altura óptima do cofre palatino em relação ao desempenho fonético (abst.) Internat. D. J. 7:573, 1957.

38. **McDowell E:**O papel da formação da fala num programa de tratamento ortodôntico, Int. J. Ortodontia 22:105-113, 1936.

39. **Mehringer E.J.** "A utilização de padrões de fala como ajuda na reconstrução protética". J Prosthet Dent 1963; 13(5): 824-838.

40. **Meier B, Luck O, Harzer W:** Distância interoclusal durante a fala e na posição de repouso mandibular A comparação entre diferentes métodos de medição. J. Orofac Orthop. 2003 Fev; 64(2):121-34

41. **Morley, M (1965)** The development and disorders of speech in childhood, [2nd] edn. Londres: Churchill Livingstone.

42. **Moisés, E.R., 1939.** Palatografia e melhoramento da fala. J. Perturbações da Fala e da Audição, 4:103-114.

43. **Murray C.G.** "Anterior posições dentárias em dentisteria protética". Am. Dent J. 1977; 22(2): 113-119.

44. **Murrell G.A.** "Os problemas de conflitos funcionais entre dentes anteriores". J. Prosthet. Dent. 1972; 27(6): 590-599.

45. **Murrell G.A.,** "Fonética, função e oclusão anterior". J Prosthet Dent 1974; 32(1): 23-31.

46. **Neiman, G. S. e Simpson, R.K. (1975)** A roentgencephalometric investigation of the effect of adenoid removal upon selected measures of velopharyngeal function. Cleft Palate Journal, 12, 377.

47. **Parush A, DJ d e Ostry.** Movimento superior da parede faríngea lateral na fala. J. Acoust Soc. Am. 1986 Sept. 80(3):74956.

48. **Peterson, S. J. (1975)** Nasal emission as a component of misarticulation of sibilant affricates, Journal of speech and hearing Disorders, 40, 106-114.

49. **Pigno M.A., e Funk J.J.** "Gestão protética de um defeito de glosectomia total após reconstrução de retalho livre num paciente desdentado: Um relatório clínico". J Prosthet Dent 2003; 89: 119-22.

50. **Pinksy M., Goldberg J.V.** "Potencial de cooperação clínica entre a odontologia e a fonoaudiologia". IDJ 1977; 27: 363-389.

51. **Libra E.** "Controlar anomalias de dimensão vertical e de fala". J Prosthet Dent 1976; 36(2): 125-135.

52. **Libra E.** "Removable prosthodontics Let /s/ be your guide". J. Prosthet. Amolgadela. 1977; 38(5): 482-488.

53. **Libra E.** "Removable prosthodontics". J Prosthet Dent 1977; 38(5): 483-489.

54. **Libra E.** "Os movimentos mandibulares da fala e os seus sete valores relacionados". J Prosthet Dent 1966; 16(3): 834-843.

55. **Libra E.** "Os movimentos mandibulares da fala e os seus sete valores relacionados". J. Prosthet. Amolgadela. 1966; 16(5): 834-843.

56. **Libra E.** "Utilizar o discurso para simplificar um serviço personalizado de prótese dentária". J. Prosthet. Dentadura. 1970; 24(6): 586-600.

57. **Pound, E., 1951,** Aesthetics and Phonetics in full denture construction (abstract), D.J. Austrália, 23: 126-134.

58. **Prendergast, W.K. 1935,** Phonetics and speech defects in prosthetic dentistry, J. Canad. Dent. Asno. 1: 295-308.

59. **Pytte CL, Suthers RA:** Período sensível para a integração sensorimotora durante a aprendizagem do motor vocal. J. Neurobiol 2000 Feb. 5:42(2):172-89.

60. **Rieger J., Wolfaardt J., Seikaly H., Jha N.** "Resultados da fala em pacientes reabilitados com próteses obturadoras maxilares após maxillectomia: Um estudo prospectivo". Int J Prosthodont 2002; 15: 139-144.

61. **Riski JE. Delong E.:** Desenvolvimento da articulação em crianças com lábio leporino/palato fendido. Palato fendido J. 1984 Abril. 21(2):57-64.

62. **Ritchie G.M., Ariffin Y.T.** "Análise sonográfica dos sons da fala com posições variáveis dos dentes anteriores superiores". J. Dent. 1981; 10: 17-27.

63. **Ross I.F.** "Tratamento de dentes anteriores malpostos em adultos". J Prosthet Dent 1973; 30(1): 43-49.

64. **Ross I.F.** "Tratamento de dentes anteriores malpostos em adultos". J. Prosthet. Amolgadela. 1973; 30(1): 43-49.

65. **Rothman R.** "Considerações fonéticas em prótese de prótese de dentadura". J. Prosthet Dent. 1961; 11(2): 214-223.

66. **Runte C., Tawana D., Dirksen D., Runte B., Lamprecht-Dinnesen A., Bollmann F., Seifert E., Danesh G.** "Spectral analysis of // sound with changing angulation of the maxillary central incisors". Int J Prosthodont 2002; 15: 254-258.

67. **Schierano G, Mozzati M, Bassi F, Preti G.** Influência da espessura da abóbada palatina de resina no espaço de fala mais próximo com dentadura completa. J. Reabilitação oral. 2001 Oct.28 (10)903-8.

68. **Sears V.H., 1949,** Principles of Techniques for complete Denture Construction. The C.V. Mosby Co., St. Louis, pp.312-319, 324-325.

69. **Seifert E, Runte C, Riebandt M, Lamprecht - Burnette C A.** Descanso clínico e posição mais próxima da fala na determinação da dimensão vertical oclusal : J. Oral Rehabil 2000 Aug. 27(8): 714-9.

70. **Sharry J.J.** "Discurso em Prostodontia". 1968.

71. **Shifman A., Finkelstein Y. Nachmani A. e Ophir D.** "Speech-aid prostheses for neurogenic velopharyngeal incompetence". J Prosthet Dent 2000; 83: 99-106.

72. **Silverman M.M.** "Determinação da dimensão vertical por fonética". J Prosthet Dent 1956; 6(4): 465-471.

73. **Silverman M.M.** "The speaking method in measuring vertical dimension". J. Prosthet. Dent. 1952; 3(2): 192-199.

74. **Silverman M.M.** "A dimensão vertical não deve ser aumentada". J. Prosthet. Amolgadela. 191952; 2: 188-197.

75. **Singh V.P., Bharadwaj G., Nair K.C.** "Observação directa das posições da língua na fala - Um estudo do paciente". Int J. Prosthodont 1997; 10: 231-234.

76. **Tachimura T, Nohara K, Hara H, Wada T.** : Efeito da colocação de um aparelho de fala sobre a actividade do músculo de velatini do elevador durante o sopro. Fenda do palato Craniofac... Maio de 1999: 36(3):224-32.

77. **Tobey E.A., e Finger I.M.** "Adaptação activa versus passiva: Um estudo acústico das vogais produzidas com e sem prótese dentária". J Prosthet Dent 1983; 49(5): 314-320.

78. **Turner G.E., Williams W.N.** "Fluoroscopia e nasoendoscopia na concepção de próteses elevatórias palatinas". J Prosthet Dent 1991; 66: 63-71.

79. **Van Riper, C: Correcção da fala:** Principles and Methods, ed. 3, New York, 1954, Prentice Hall, Inc., Prentice Hall, Inc.

80. **Whalen D.H., Min Kang A., Magen H.S. e Fulbright R.K.** "Predicting midsagittal pharynx shape from tongue position during vowel production" J. Speech, Language, and Hearing research. 1999; 42: 592-603.

81. **Wright, C.R. Muyskens, John H., Strong, L.H., Westerman, K.N., Kingery, R.H., e Williams, S.T:** A study of the Tongue and its relation to denture stability, J.A.D.A.39:269-275, 1949.

82. **Yippo, A:** O efeito da dentadura na fala, Internat. D.J. 5:225-240, 1955.

83. **Yippo A, Dr. Odont** "O efeito da dentadura na fala". 1954; 5(2): 224-241.

More
Books!

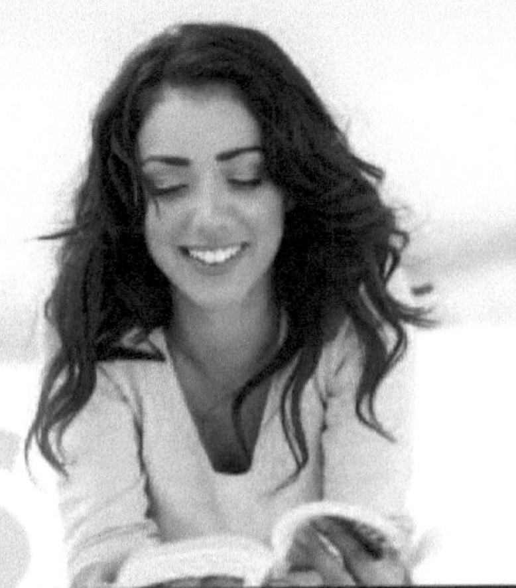

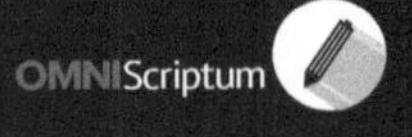

OMNIScriptum

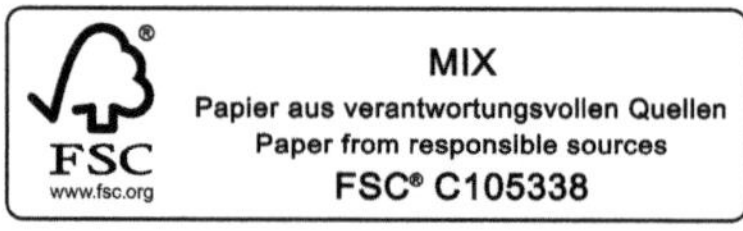

Printed by Books on Demand GmbH, Norderstedt / Germany